BIBLIA EN ATENCION PLENA:
4 LIBROS EN 1:

COLECCION PARA PRINCIPIANTES PARA ALIVIAR LA ANSIEDAD, EL ESTRES Y DESPEJAR LA MENTE CON MEDITACION, MINIMALISMO Y ACEITES ESENCIALES

POR

BEATRICE ANAHATA

Libro 1: Mindfulness

UNA GUIA PRACTICA PARA UNA VIDA DE PAZ Y LIBRE DE ESTRÉS

Libro 2: Mindfulness

Como Destruir Completamente el Estres y la Ansiedad en 30 Dias

Libro 3: Minimalismo

Guía Para Crear Una Vida Minimalista En 30 Días, Despeja Tu Mente, Tu Casa Y Tus Emociones

Libro 4: Aceites Esenciales Para Principiantes

Una Guía Para La Curación Con Aromaterapia Y Recetas De Aceites Esenciales Para La Belleza Y La Salud

© **Copyright 2019 por Beatrice Anahata - Todos los derechos reservados.**

Este documento está orientado a proporcionar información exacta y confiable con respecto al tema y el tema cubierto. La publicación se vende con la idea de que el editor no está obligado a prestar servicios contables, permitidos oficialmente o de otra manera calificados. Si el asesoramiento es necesario, legal o profesional, se debe ordenar a un individuo practicado en la profesión.

De una Declaración de Principios que fue aceptada y aprobada igualmente por un Comité de la Asociación Americana de Abogados y un Comité de Editores y Asociaciones.

De ninguna manera es legal reproducir, duplicar o transmitir ninguna parte de este documento en forma electrónica o impresa. La grabación de esta publicación está estrictamente prohibida y no se permite el almacenamiento de este documento a menos que tenga un permiso por escrito del editor. Todos los derechos reservados.

La información proporcionada en este documento se declara veraz y coherente, ya que cualquier responsabilidad, en términos de falta de atención o de otro tipo, por el uso o abuso de cualquier política, proceso o dirección contenida en este documento es responsabilidad solitaria y absoluta del lector receptor. Bajo ninguna circunstancia se tendrá responsabilidad legal o culpa alguna contra el editor por cualquier reparación, daño o pérdida monetaria debido a la información aquí contenida, ya sea directa o indirectamente.

Los autores respectivos son dueños de todos los derechos de autor que no posee el editor.

La información aquí contenida se ofrece únicamente con fines informativos, y es universal como tal. La presentación de la información es sin contrato ni ningún tipo de garantía.

Las marcas comerciales que se utilizan no tienen ningún consentimiento, y la publicación de la marca comercial no tiene permiso ni respaldo del propietario de la marca comercial. Todas las marcas comerciales y marcas de este libro son solo para fines de aclaración y son propiedad de los propios propietarios, no están afiliados a este documento.

Table of Contents

Libro 1: Mindfulness 1
¿Qué es la meditación? 2
La historia y los beneficios de la meditación 6
Cómo funciona la meditación 11
Obstáculos comunes a la meditación 16
Tipos y elementos de meditación 21
Cómo configurar un entorno de meditación 40
Ejercicios de meditación, paso a paso 49
Efectos de la meditación en el cuerpo 57
Guía paso a paso para la meditación 65
Conclusión 69
Libro 2: Mindfulness 72
Primera semana 73
Formas de alcanzar la atención plena en la vida cotidiana 74
Timing Mindfulness 78
El día mental previo a la prueba 84
DIA 1: Meditación Corporal Consciente 85
DIA 2: Meditación de respiración consciente 86
DIA 3: Meditación de sonido consciente 86
Día 4: Meditación de manos conscientes 88
Día 5: Meditación de la Cabeza Consciente 89
Día 6: Meditación de la Sensación Consciente 89
Día 7: solo medita 90
Dos Semana 92
Día 8: Día Mindful 92
Día 9: Relajación consciente 93
Día 10: Conversaciones conscientes 94
Día 11: Mindfull Combate la Negatividad 95
Día 12: Caminata mindful 96
Día 13: conduce consciente 97
Día 14: Comidas conscientes 98

Tercera semana 100
Día 15 100
Día 16 101
Día 17 101
Día 18 102
Día 19 103
Día 20 103
Día 21 104
Semana Cuatro 105
Día 22 105
Día 23 105
Día 24 106
Día 25 106
Día 26 107
Día 27 107
Día 28 108
Día Veintinueve 108
Día 30 108
¿QUÉ ES EXACTAMENTE LA PAZ INTERIOR?.. 110
COMO ESTILOS DE VIDA CHAOTICOS RUINAN SU PAZ Y FELICIDAD INNER 114
CARACTERÍSTICAS POSITIVAS DE LA ATENCIÓN PLENA 121
LA PRIMERA FASE DE SER CONSCIENTE (10 ENFOQUES PRACTICAS PARA SER CONSCIENTE) 125
LA SEGUNDA FASE DE SER CONSCIENTE (10 PASOS PRACTICAS PARA SER MINDFUL) 130
LA FASE FINAL DE SER MINDFUL (5 MANERAS PRÁCTICAS DE TOMAR EL CONTROL DE TU MIND Y LOGRAR LA PAZ INTERIOR) 136
MANERAS DE MANTENER TU ATENCIÓN PLENA EN MEDIO DE LAS NEGATIVIDADES 140
Conclusión 144

Libro 3: Minimalismo 146
Capítulo 1: Minimalismo 147
Capítulo 2: Días 1 a 10 167
Capítulo 3: Días 11 a 20 183
Capítulo 4: Días 21 a 30 198
Libro 4: Aceites Esenciales Para Principiantes 210
¿Te gustan los aceites esenciales? 211
RECETAS BASICAS 213
Acné 227
Piel envejecida 229
Ambientador 231
Ira 232
Ansiedad 234
Artritis 236
Asma 238
Dolor de espalda 240
Cuidado del baño 242
Ampollas 244
Hinchazón 246
Olor corporal 247
Bronquitis 250
Picaduras de insectos 252
Repelente de insectos 254
Celulitis 257
Labios agrietados 259
Sabañones 261
Resfriados y gripe 263
Cólico 265
Conjuntivitis 267
Tos 269
Costra láctea en bebes 271
Cortes y rasguños 272
Pañalitis 274
Diarrea 276

Infección del oído 278
Eczema 280
Fatiga 282
Fiebre 284
Flatulencia 286
Eucalipto para problemas respiratorios 287
Incienso para el sistema inmune 288
Menta para los sistemas respiratorio y digestivo 290
Aceite de árbol de té para mordeduras 291
Más recetas 293
Conclusión 332

Libro 1: Mindfulness

UNA GUIA PRACTICA PARA UNA VIDA DE PAZ Y LIBRE DE ESTRES

POR

BEATRICE ANAHATA

¿Qué es la meditación?

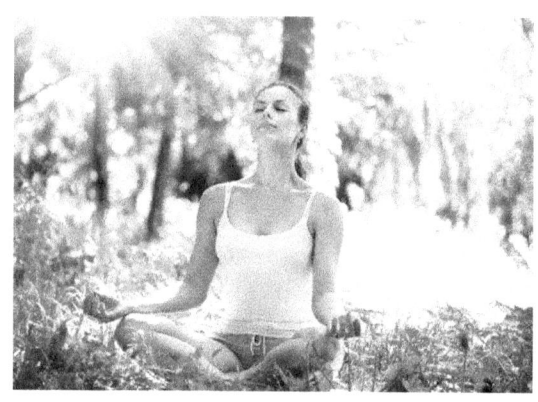

Para entender lo que es la meditación, primero es necesario mirar la vida desde el punto de vista de lo que nosotros como seres humanos podemos controlar. ¿Tenemos un control total sobre todos los aspectos de nuestras vidas o nuestro control es limitado?

Al principio podrías sentirte tentado a decir que tienes un control total sobre cada aspecto de tu vida, pero cuando cavas un poco más profundo encontrarás que las únicas dos cosas que puedes controlar **completamente** en la vida son tus pensamientos y acciones. Eso es todo. La mayoría de las cosas están simplemente fuera de tu control.

Afortunadamente, el poder de asumir la responsabilidad de tu estado mental personal **es** algo sobre lo que tienes control. Por lo tanto, usted tiene la capacidad de cambiar su estado de ánimo para mejor.

Según el budismo, esto es algo importante que puedes y debes hacer por ti mismo. De hecho, el budismo cree que tomar el control total de su estado de ánimo es el único antídoto real para preocuparse, la ansiedad, el miedo, la confusión, el estrés y la frustración.

La meditación es una forma de transformar tu mente. Mediante el uso de técnicas que fomentan y promueven la concentración, sentimientos positivos, claridad, un estado relajado, y una manera tranquila de ver la verdad en todas las cosas, puede mejorar su bienestar mental y físico.

La meditación también ofrece la oportunidad de entrar en contacto con su mente en un nivel espiritual intrincado con el fin de descubrir sus hábitos y patrones. Es una de las formas más efectivas de cultivar nuevas formas positivas y satisfactorias de ser.

La meditación existe más allá de la mente

La meditación es un estado de conciencia desconsiderada. No se trata de esfuerzo o hacer, más bien es simplemente un estado de conciencia.

Según la mística india, el gurú y el maestro espiritual, Osho "Todo lo que la mente es capaz de **hacer** y **lograr** no es relevante cuando se trata de meditación – la meditación es algo más allá de la mente. La mente está absolutamente indefensa cuando se trata de meditación".

Osho continúa diciendo que "La mente no puede penetrar la meditación; donde la mente termina, comienza la meditación".

A ti y a mí nos han enseñado a creer que todo se puede hacer con la mente. Por lo tanto, cuando se trata de meditación, nuestra inclinación natural es empezar a pensar en términos de técnicas, métodos y lo que podemos **hacer** para maximizar nuestra experiencia de meditación.

Tiene sentido que pensemos de esta manera porque muchas cosas en la vida validan el uso de la mente para conseguir lo que queremos. Nos hemos planteado con la creencia de que "si sólo pones tu mente en ello, puedes hacer cualquier cosa". Hay verdad en eso, sin embargo, lo único que la mente no puede "hacer" es meditar.

Las técnicas de meditación te enseñarán a tomar el control y conectar con tu mente, pero la necesidad de ese control sólo se refiere al grado en el que te permite liberarte de tu mente.

La meditación es tu verdadera naturaleza. Es tu ser. Es completamente usted y sólo se puede entrar a través de despejar su mente. Como Osho enseña "La meditación no es un logro– es algo que ya existe en ti, es tu naturaleza. Está allí esperándote – simplemente gira hacia adentro y está disponible. Usted lo ha estado llevando siempre.

Por lo tanto, la meditación es el simple proceso de eliminar su atención de las condiciones y circunstancias actuales que cuando se centran en fragmentar y enturbiar con demasiada regularidad sus percepciones.

Cuando permites que se produzcan niveles claros y no adulterados de conciencia, accedes al ser espiritual dentro de ti. Este ser espiritual es superior a tu mente humana y cuerpo físico y ofrece guía y paz que eres incapaz de lograr a nivel humano.

A medida que aprendas de manera consistente y paciente a vaciar tu mente, el enfoque y la concentración más profundos en los que te sumerges creará lentamente en ti un estado mental intensamente pacífico, poderoso, claro y energizado.

Este estado de ánimo espiritualmente energizado es tu naturaleza intrínseca y espiritual que puede guiarte y guiarte en la Verdad y causar un efecto transformador que te dará una nueva comprensión de la vida.

La historia y los beneficios de la meditación

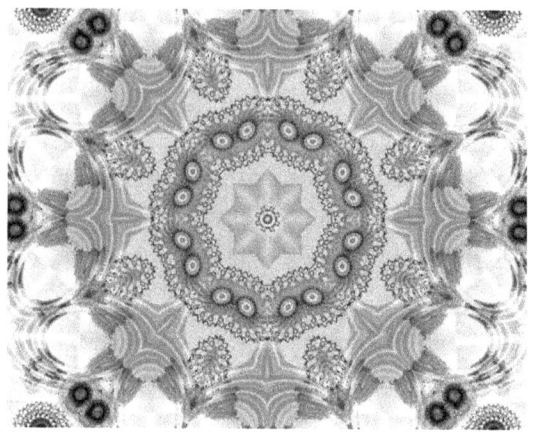

El alma siempre sabe qué hacer para curarse a sí misma.

El reto es silenciar la mente.- Caroline Myss

La historia de la meditación

La meditación apenas fue reconocida por los occidentales hasta que un profesor de yoga indio llamado Maharishi Mahesh Yogi introdujo la Meditación Trascendental (TM) en los Estados Unidos en 1959. La meditación presentada por Maharishi a los estadounidenses utilizó un mantra que ayudó a estimular la relajación y trascender el pensamiento convencional.

Los Beatles, que estudiaron con Maharishi en la India, fueron una gran influencia en la creciente popularidad de la meditación a través de la década de 1960. Con su popularidad, Maharishi continuó entrenando a más de cuarenta mil maestros de meditación durante los siguientes cincuenta años. Los maestros que se entrenaron directamente bajo Maharishi entonces se extendieron y enseñaron la técnica de meditación trascendental a más de cinco millones de personas en todo el mundo.

Durante la última parte del siglo XX, otros métodos de meditación comenzaron a ganar reconocimiento en Occidente. Una de estas nuevas formas de meditación se llamaba meditación de perspicacia o atención plena.

La meditación mindfulness tiene como objetivo ayudar a una persona a ser profundamente consciente del momento presente para poder vivir completamente a través del aquí y ahora.

Otras formas de meditación utilizan visualización e imágenes guiadas a través de imágenes mentales para promover la relajación de la mente y el cuerpo. Actualmente, más de 20 millones de estadounidenses, que representan casi el 10% de la población, realizan meditación regular.

Su propósito para practicar la meditación va desde el manejo de la presión arterial alta, el estrés, la ansiedad, y su estado general de ánimo con el fin de vivir mejor.

Los beneficios de la meditación

A medida que la meditación aumentó en popularidad a lo largo de los años, se llevaron a cabo más y más estudios para explorar los efectos de la meditación en la mente y el cuerpo humanos. Los científicos investigaron exhaustivamente los beneficios potenciales de la meditación y cómo podría ayudar a curar una amplia gama de dolencias físicas, mentales, emocionales e incluso sociales.

Desde su introducción en 1959, se llevaron a cabo más de 600 estudios de investigación sobre meditación en 250 universidades y escuelas de medicina de todo el mundo para confirmar la eficacia de la meditación.

Los Institutos Nacionales de Salud en los Estados Unidos otorgaron más de $24 millones para estudios de investigación sobre el tema de la meditación. Estos estudios de investigación se registran ahora en más de 650 revistas científicas y médicas cada una de las cuales proporcionan prueba de los beneficios de la meditación para condiciones médicas como diabetes, cáncer, dolor crónico y enfermedades del corazón.

Debido a los beneficios considerados de la meditación, muchas empresas han comenzado a patrocinar clases de meditación para el bienestar de sus empleados. Esta solución rentable mejora la productividad de los empleados y mantiene contentos a los empleados.

Incluso las escuelas públicas en los Estados Unidos han comenzado a enseñar meditación tanto a niños como a adolescentes. Un estudio de investigación realizado por el Colegio Médico de Georgia en 2003 descubrió que la meditación reduce el estrés y mejora las relaciones interpersonales entre los estudiantes. También se descubrió que mejora el rendimiento escolar.

El gobierno también ha comenzado a usar la meditación para reducir los índices de criminalidad y el ejército estadounidense utiliza la meditación como un tratamiento eficaz para el trastorno de estrés postraumático adquirido por los soldados enviados a la guerra.

Los principales beneficios de la meditación

La meditación se ha practicado en Oriente durante varios siglos, aunque es bastante nueva para el mundo occidental. Sus beneficios y facilidad de implementación han sido fácilmente reconocidos por la cultura occidental, lo que ha llevado a su rápido crecimiento de popularidad.

Por sólo unos minutos al día, sin ningún costo o equipo especial, cualquiera puede aprovechar los beneficios de la meditación.

A pesar de su simplicidad, la eficacia general de la meditación lo ha convertido en el medio más valioso para que las personas se curen no sólo a sí mismas, sino también al planeta.

Un resumen de los principales beneficios de la meditación:

Beneficios para el cuerpo

- Reduce la inflamación - El estrés conduce a la inflamación. La relajación desactiva la respuesta al estrés, reduciendo así los riesgos para la salud causados por la inflamación

- Disminuye la presión arterial alta al hacer que el cuerpo responda menos a las hormonas del estrés
- Disminuye los ataques de ansiedad al reducir los niveles de lactato sanguíneo
- Aumenta la producción de serotonina que mejora el estado de ánimo y el comportamiento
- Reduce las dolencias relacionadas con el estrés, como dolores de cabeza, insomnio y úlceras
- Aumenta el sistema inmunológico
- Mejora los niveles de energía

Beneficios para la mente

- Crea fuerza emocional que ayuda a luchar contra los sentimientos negativos de ira, tensión y frustración
- Mejora las inclinaciones creativas
- Aumenta los sentimientos de felicidad
- Ayuda a poner las cosas en perspectiva. Los problemas que parecían grandes, comienzan a parecer pequeños
- Expande la intuición a través de una mayor claridad y tranquilidad
- Mejora el enfoque y la concentración
- Promueve la calma al no permitir que ningún pensamiento negativo domine la mente o el cuerpo

Cómo funciona la meditación

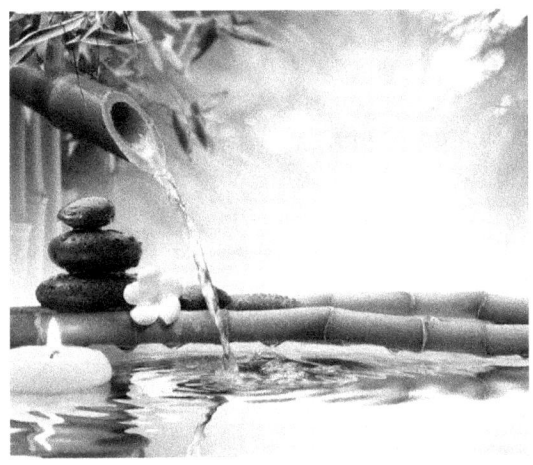

La meditación tiene que ver con la búsqueda de la nada. Es como el descanso definitivo. Es mejor que el mejor sueño que hayas tenido. Es un silencio de la mente. Agudiza todo, especialmente su apreciación de su entorno.

Mantiene la vida fresca.- Hugh Jackman

La mente, el cuerpo y la meditación

¿Por qué es efectiva la meditación? Cuando meditas, eres capaz de concentrarte completamente en el momento presente porque dejas de pensar en tus preocupaciones personales, ansiedades, plazos de trabajo y tareas diarias.

Durante la meditación, usted es capaz de silenciar su ruido mental. Esto conduce a un estado de relajación completa no sólo de su mente, pero su cuerpo, así.

Las transformaciones experimentadas por la mente y el cuerpo durante la meditación se pueden cuantificar científicamente. Durante el estado de relajación provocado por la meditación, tanto la frecuencia cardíaca como la respiración se ralentizan significativamente. También se ha descubierto que la frecuencia de las ondas cerebrales se desacelera durante la meditación.

Cuando usted está funcionando en su nivel normal de conciencia sus ondas cerebrales se ejecutan en 13 a 30 ciclos cada segundo. Esto se reduce drásticamente a 8 a 13 ciclos por segundo durante el estado meditativo.

También se ha encontrado que durante la meditación la actividad de las ondas cerebrales se mueve desde la corteza frontal derecha hacia el lado izquierdo. Este hallazgo es apoyado por el reconocido investigador y neurocientífico Richard J. Davidson, PhD de la Universidad de Wisconsin.

El Dr. Davidson ha pasado más de veinte años investigando los efectos positivos de la meditación. Durante uno de sus experimentos, el Dr. Davidson exploró las actividades cerebrales de los monjes budistas para ver cómo su meditación regular influyó en su fisiología neuronal.

Se comprobó durante ese experimento que la corteza frontal izquierda de los monjes budistas, que es la parte del cerebro conectada a la felicidad, era más activa en comparación con la corteza frontal izquierda de personas que no meditan.

Estudios de investigación también muestran que la meditación estimula el cuerpo para liberar más endorfinas, que son neurotransmisores conocidos para inducir sentimientos positivos.

Las personas que meditan regularmente experimentan sentimientos positivos de manera más consistente que las personas que no meditan regularmente. Por lo tanto, se espera que vivan vidas más largas, más felices y más productivas.

A lo largo de los años, los equipos avanzados de escaneo cerebral han ayudado a los científicos a ver las transformaciones fisiológicas duraderas provocadas por la meditación.

En un experimento de 2009, la científica Dr. Eileen Luders de UCLA demostró que partes del cerebro conectadas a la concentración, el enfoque y las emociones optimistas eran dramáticamente más grandes en las personas que realizaban meditación regular en comparación con aquellas que nunca meditaron en absoluto.

El Dr. Jeffery Dusek del Instituto Benson-Henry para la Medicina Del Cuerpo Mental en Massachusetts apoyó esto mediante la realización de un estudio que mostró cómo la meditación regular podría crear una alteración positiva en el metabolismo celular.

El poder curativo de la meditación

Los estudios de investigación científica mencionados anteriormente (así como cientos de otros estudios) han convencido a científicos y profesionales médicos del efecto positivo de la meditación en el fortalecimiento de las áreas del cerebro relacionadas con sentimientos positivos. También han demostrado que la meditación tiene la capacidad de neutralizar el impacto nocivo de la depresión, la ansiedad y el estrés.

Esta es la razón principal por la que muchos médicos y profesionales médicos creen en el poder curativo de la meditación. Ambos están de acuerdo en que muchas de las dolencias físicas que experimentan los seres humanos son estimuladas por la tensión y el estrés.

El Dr. Charles L. Raison, jefe del Programa Mind Body de la Escuela de Medicina de la Universidad Emory en Atlanta, señaló que "es difícil pensar en una enfermedad en la que el estrés y el estado de ánimo no se imaginan". El efecto calmante y relajante de las salas de meditación de muchas de estas dolencias inducidas por el estrés.

Los estudios también han demostrado que las alteraciones de las ondas cerebrales que resultan de la meditación regular pueden estimular la producción de células madre que pueden ayudar al cuerpo humano a renovarse y repararse a sí mismo.

Un experimento llevado a cabo por la Dra. Doris Taylor, la directora del Centro de Reparación Cardiovascular de la Universidad de Minnesota validó este hecho.

El poder curativo de la meditación no sólo está disponible para los monjes budistas y aquellos que han estado practicando la meditación durante mucho tiempo. También está disponible para la meditación novato también.

El Dr. Richard Davidson, jefe del Laboratorio de Neurociencia Afectiva de la Universidad de Wisconsin-Madison concluyó sus estudios de investigación sobre este tema diciendo: "Lo que hemos encontrado es que después de pasar un breve tiempo meditando, el acto de meditación tuvo efectos profundos, no sólo en cómo se sentían nuestros súbditos, sino también en su cerebro y cuerpo".

Obstáculos comunes a la meditación

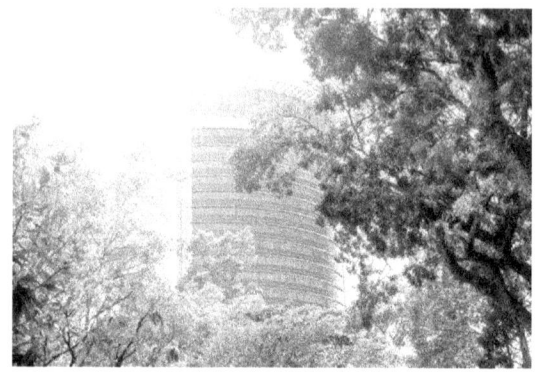

La meditación es dolorosa al principio, pero otorga dicha inmortal

y alegría suprema al final.- Swami Sivananda

A pesar de los beneficios conocidos de la meditación, muchas personas todavía no practican la meditación de forma regular. Los obstáculos más comunes a la meditación son:

Busyness / No hay tiempo suficiente

Afirmar que no tienes suficiente tiempo para meditar normalmente significa que no lo has hecho una prioridad lo suficientemente alta. Si te tomas en serio hacer que la meditación sea parte de tu vida, necesitas hacer tiempo para ello. Estas son algunas maneras en las que puede hacerlo.

Deja de pensar que tiene que tomar mucho tiempo

Recuerde que la mediación regular, incluso si sólo se practica cinco minutos al día puede tener un impacto fuerte y positivo en su vida interior y externa. Le ayudará a que su energía sea clara y enfocada. Cuando funcione con claridad y enfoque su productividad y eficacia aumentará, lo que le permitirá hacer más en un día.

La meditación promueve la meditación

Yogui y gurú indio, Paramahansa Yogananda dijo "cuanto más meditemos, más queremos meditar" A menudo es sólo una cuestión de empezar. Una vez que comiences, querrás hacerlo más y más.

Sea creativo en la búsqueda de tiempos y lugares para meditar

En medio de su actividad diaria tome momentos para detenerse, relajar su mente y ser consciente del momento presente. Comience con breves momentos de un minuto y aumente los desde allí.

Si tienes que esperar una cita, o estás esperando en una fila de una tienda de comestibles, tómate un momento para notar tu aliento y relájate.

Charla mental / No puedo quedar quieto

Sentarse todavía suena bastante simple, pero puede ser bastante difícil. Justo cuando te sientas a meditar de repente tienes hambre o sed, o tienes una picazón incesante que no desaparece, o tu mente comienza a correr en círculos pensando en lo que necesitas hacer, o a quién tienes que llamar.

Sin embargo, es posible calmar su mente y permanecer quieto y tranquilo. Algunas sugerencias para hacer eso son:

Presiona a través de tu inquietud

Reconocer que **aprender** a sentarse todavía requiere trabajo. Entiende que tienes que **entrenar** a tu cuerpo para mantener la calma y la tranquilidad.

Recuerde que pasará

Cuanto más practiques la meditación, más podrás reconocer tu charla mental, aceptarla y dejarla ir. Eventualmente, usted será bueno para sentarse quieto y estar tranquilo. La paz, la tranquilidad y la quietud que experimentes durante la meditación se convertirán en algo que esperas con ansias.

Obliga a tu mente a concentrarse

Al principio, tendrás que forzar tu mente a hacer lo que quieres que haga. Antes de que sea disciplinado, tu mente es como un niño indisciplinado mal comportado haciendo lo que quiera. Se rebelará y resistirá el nuevo hábito que le estás enseñando.

Eventualmente tu mente se comportará y hará lo que tú le digas que haga. Usa prácticas como el canto, la oración y los ejercicios de respiración para enfocar tu mente y llevarla de vuelta a donde quieres que esté.

Dormir

Usted puede estar motivado para meditar, pero dormirse poco después de comenzar su práctica de meditación. Esto es normal al principio, sin embargo, hay maneras de combatir esto.

Elige un momento ideal para meditar

El mejor momento para meditar es de quince minutos a media hora después de levantarse por la mañana cuando se siente renovado y despierto. La meditación del mediodía también funciona bien. Trate de evitar meditar justo antes de acostarse.

Usa tus ojos

Paramahansa Yogananda sugirió "Apriete los ojos varias veces, luego ábralos de par en par y mire hacia adelante. Repita esta práctica una o dos veces más.

Si haces esto, la somnolencia dejará de molestarte". Mantener los ojos levantados durante la meditación te ayuda a mantenerte más alerta y sintonizado en un nivel más alto de conciencia.

Desánimo

Meditar con éxito requiere práctica. Nadie espera dominar el piano la primera vez que lo toquen. Es lo mismo con la meditación. Lleva tiempo.

El Buda dijo que seguir siendo la mente es la tarea más desafiante pero gratificante que jamás llevaremos a cabo.

La buena noticia es que **todo esfuerzo** hacia la calma interior nos ayuda a transformarnos con el tiempo.

Aburrimiento

La sociedad moderna está llena de chucherías, artilugios y medios de comunicación que nos estimulan a diario. Entre este patio de recreo de estímulos no es de extrañar que la meditación pueda parecer aburrida.

Hasta que desarrolles un aprecio por la belleza del silencio interior tendrás que confiar en que llegar a ese lugar valdrá la pena el esfuerzo.

No saber meditar

Tendemos a hacer la meditación más complicada de lo que es. La meditación consiste simplemente en estar presente en el momento. Si puedes sentarte y respirar, sabes cómo meditar.

La meditación simple de la atención plena no tiene otro objetivo que permanecer quieto, permitiéndote sentirte cómodo con el solo ser y calmar tu mente. Nuestra cultura nos ha enseñado a creer que tiene que haber una manera correcta y equivocada de hacer algo.

La meditación no se adhiere a esta falsa creencia. El hecho de que te sientas y calmes tu mente a tu manera personal es suficiente.

Tipos y elementos de meditación

La meditación es un término general que se refiere a las diferentes maneras en que una persona puede lograr un estado tranquilo de ser. Los siguientes son algunos de los tipos más populares de técnicas de meditación que pueden apoyar el objetivo de reducir el estrés, la ansiedad y la depresión y lograr la paz interior.

Meditación guiada

La meditación guiada, también llamada imágenes guiadas o visualización, es una forma de meditación en la que el individuo es guiado verbalmente hacia la conciencia ya sea por una voz viva o grabada. La voz enseña al individuo cómo liberar la tensión, relajarse, concentrarse en respirar despejando la mente y centrando su atención.

Algunas meditaciones guiadas pueden durar hasta 45 minutos y otras tan solo 5 minutos. Muchas meditaciones guiadas utilizan música de fondo tranquila para fomentar un estado de relajación.

La meditación guiada se utiliza para liberar emociones negativas, recordar el pasado y aclarar el propósito. Es un proceso intencional de silenciar la mente para que puedan surgir pensamientos espirituales subconscientes.

Para practicar la meditación guiada, crea un ambiente tranquilo y nutritivo para ti mismo. Encuentra una posición cómoda, preferiblemente sentado, y comienza por inhalar lenta y profundamente y luego exhalar. Hazlo al menos cinco veces. Esto permitirá que su cuerpo comience a disminuir la velocidad y se relaje en la meditación.

Cuando tu cuerpo se sienta como si estuviera entrando en un estado relajado, activa la meditación guiada en CD o MP3 y déjate guiar.

Deja que tu cuerpo se relaje mientras mantienes tu conciencia en la voz que te está guiando. El enfoque permite a su cuerpo alcanzar un nivel más profundo de relajación.

La meditación guiada te ayuda a respirar lenta y profundamente mientras relajas y centras tus pensamientos en una meta específica. También le ayuda a abrirse a su propósito superior.

También puede realizar una meditación guiada como parte de una clase. Puede haber clases de meditación guiadas disponibles en su comunidad a las que puede asistir.

Meditación del mantra

La meditación trascendental es el tipo más común de meditación mantra. Su objetivo es evitar la distracción de los pensamientos mediante el uso de un mantra.

Al practicar este tipo de meditación permanecen pasivos, y si los pensamientos que no sean su mantra elegido pasan por su mente, reconozca los pensamientos y luego regrese a su mantra.

En esta técnica de meditación, dirás en silencio y sin esfuerzo una palabra o frase calmante (no en voz alta) una y otra vez como una forma de enfocar tu mente y evitar distracciones.

Ejemplos de palabras que puedes elegir decir son paz, quieto, tranquilo, sereno, silencioso, vacío o cualquier otra palabra o frase que sea fácil de recordar o que signifique algo para ti. No importa la palabra que elijas. Lo más importante es que repitas la palabra una y otra vez.

Deja que tu mente te susurre tu mantra repetidamente. Concéntrate en tu mantra elegido y no sientas que tienes que cambiarlo. Si notas que tu mente vaga, usa tu palabra elegida como ancla y trae suavemente tu mente de vuelta para enfocarte en la palabra.

Practique esta técnica durante 10-20 minutos cada día o al menos 3-4 veces a la semana.

Haga todo lo posible para no complicar esta meditación. No hay nada más que hacer además de repetirtu mantra en silencio.

Algunos otros ejemplos de mantras que puedes elegir son:

- Soy hermosa
- Me quiero
- Vivo una vida hermosa
- Estoy lleno de amor
- Vivo una vida abundante
- Vivo en un estado de paz y alegría

También puede elegir los sonidos simples del mantra OM para ayudarle a concentrarse mejor. En consonancia con las creencias hinduistas, el OM es un sonido antiguo que se originó durante la primera creación. Para crear el sonido OM, siga estos pasos:

- Di "ah"
- Siga eso con una larga "o"
- A continuación, cree un sonido "mmmm"
- Termina con un segundo o dos de silencio
- Repetir desde el principio

Sabrás que estás haciendo el sonido OM correcto cuando puedes sentir el sonido vibrando dentro de tu cuerpo.

Meditación mindfulness

El objetivo de este tipo de meditación es utilizar la atención enfocada (en algo físico como su respiración) para cultivar la calma mental. El objetivo de esta meditación es ayudarte a 'prestar atención' o a ser más 'consciente'. Te ayuda a tomar conciencia de lo que ya es verdadero momento a momento.

La práctica regular de este tipo de meditación te permite estar presente incondicionalmente, y considerar objetivamente tus pensamientos y obtener más comprensión.

Con el fin de practicar la meditación consciente comienza por encontrar un lugar tranquilo y cómodo para sentarse. Asegúrese de que la cabeza, el cuello y la espalda estén rectos, pero no rígidos.

Trate de centrarse en el presente dejando a un lado todos los pensamientos del pasado o del futuro. Concéntrese en su respiración siendo sensible al aire que entra y sale de su cuerpo. Preste especial atención a la forma en que cada respiración es ligeramente diferente.

Reconoce cada pensamiento que pasa por tu mente, ya sea que implique miedo, preocupación, esperanza o ansiedad. No suprimas estos pensamientos cuando ocurran, más bien toma nota de ellos, mantén la calma y usa tu respiración como ancla. No juzgues tus pensamientos, sólo reconócelos y vuelve a tu respiración.

Cuando su tiempo de meditación llegue a su fin, siéntese durante un par de minutos, tome conciencia de dónde está y levántate gradualmente.

Meditación de exploración corporal

La meditación de exploración corporal es un componente de la meditación consciente. Su propósito es tomar conciencia de las diferentes regiones de su cuerpo y ser sensible a cómo se siente cada parte.

La verdadera conciencia mente/cuerpo no juzga el cuerpo o sus dolores y tensiones, sino que simplemente te permite decir "hola" a tu cuerpo con una conciencia que te permite liberar cualquier tensión, estrés o enfermedad que puedas estar albergando.

Con el fin de practicar la meditación de exploración corporal comience por acostarse en el suelo, en una estera, o en su cama. Empieza con los dedos de los dedos de los dedos de los dedos de la izquierda. Sé sensible a cómo se sienten. ¿Están aguantando la tensión? Enfoca tus exhalaciones a esta zona del cuerpo y dirige tu respiración profundamente hacia los dedos de los dedos de los dedos de los dedos de los dedos de los dedos de los dedos de los dedos de los dedos de los dedos de los dedos. A continuación, mueve tu atención hacia el talón, concentrándo tu respiración de la misma manera en el talón izquierdo.

Meditación de velas

La meditación de velas se practica mirando una llama de vela. Muchas personas disfrutan de este tipo de meditación porque les resulta más fácil soltar los pensamientos cuando se están concentrando en algo físico. Este tipo de meditación es una excelente manera de mejorar las habilidades de concentración y puede llevarte a una experiencia meditacional profunda y profunda.

Con el fin de practicar la meditación de velas primero necesita colocar una vela delante de donde quiera que planee sentarse para su meditación. El color tiene una gran influencia en nosotros. Ayuda a equilibrarnos y alinearnos con la Fuerza Universal de la Vida. Por lo tanto, cuando usted elige su vela ser sensible a su color. A continuación, se muestra una carta de colores que explica la poderosa influencia que el color tiene en nosotros.

Cuando estés sentado correctamente y listo para meditar, simplemente mira la vela y deja que la imagen de la llama ocupe tu mente. Si surgen distracciones, lleve suavemente su enfoque de vuelta a la vela.

Imagina que estás respirando la luz de la vela y luego afuera. Para ello, permite que tu ritmo respiratorio natural llene tu conciencia. Siente con calma que la luz de la vela fluye hacia ti mientras inhalas y exhalas. Siente tu cuerpo y tu mente llenos de pureza y claridad al hacer esto.

En la meditación de velas sus ojos están firmemente fijos en la llama y debido a que no están moviendo su cerebro no está recibiendo ninguna nueva información para procesar. A medida que continúas centrándote en la llama, notas que gran parte de tu visión periférica comienza a desaparecer. Eventualmente, no tienes más conciencia visual que la llama y entras más profundamente en tu experiencia meditativa.

Después de la finalización de la meditación de la vela, permanezca sentado o acuéstese. Cierra los ojos durante al menos cinco minutos y deja que tu cuerpo y tu mente reciban tu experiencia a nivel consciente.

Cualidades de color de vistas históricas y metafísicas

- Blanco – Claridad, integridad, pureza, inocencia y simplicidad
- Oro – Riqueza, abundancia, prosperidad, espiritualidad e ideales superiores
- Plata – Acceso a la mente subconsciente, transformación personal
- Violeta – Conectar con lo Divino, la conciencia superior, la reverencia
- Indigo – Intuición, sabiduría, perspicacia, claridad, imaginación, pensamiento claro

- Azul – Autoexpresión y comunicación, creatividad, inspiración, confianza
- Turquesa – Sanación, independencia, protección
- Verde – Amor, perdón, compasión, curación, esperanza, libertad
- Amarillo – Autoestima, autoestima, autodisciplina, ambición, poder interno
- Naranja – Sensualidad, energía sexual, felicidad, optimismo, amistad
- Rojo – Supervivencia, fuerza física y vitalidad, seguridad, coraje
- Rosa – Calidez, empatía, lealtad

<u>Meditación a pie</u>

No toda la meditación requiere que te quedes quieto durante una sesión. La meditación a pie, por ejemplo, puede ser tan profunda como una meditación sentada.

Para una meditación a pie el objeto principal de la meditación son sus movimientos de caminar. Los pasos alternativos izquierda-derecha crean un estado meditativo.

Con el fin de realizar una meditación a pie reserva 20 minutos en los que sólo se puede centrar en su meditación a pie. Es mejor no combinarlo con tratar de llegar a algún lugar, hacer mandados o caminar rápidamente para hacer ejercicio.

Antes de empezar, quédate quieto y respira hondo. Pon toda tu atención en la respiración. Al mismo tiempo, tome conciencia de su cuerpo, cómo se siente de pie y las sensaciones que suceden dentro de él. Luego permita que su respiración vuelva a la normalidad.

A continuación, comience a caminar a un ritmo lento pero normal. Mantén tu atención enfocada en las sensaciones en tu cuerpo mientras caminas. Observe cómo se sienten sus pies conectando con la tierra. Observe cómo los brazos se sienten balanceándose a los lados. Además, toma nota de cómo se siente tu energía dentro de tu cuerpo.

Incluso puedes ir más allá de esto y escanear todas las partes de tu cuerpo, las plantas de tus pies, los tobillos, las rodillas, el pecho, los hombros, las yemas de los dedos, el cuello, la cara, etc. mientras caminas. Si sientes tensión en cualquier lugar, déjalo ir relajando conscientemente esa parte de tu cuerpo. Cuando tu mente vague, no te preocupes, tráela suavemente de vuelta al movimiento izquierda-derecha-izquierda de caminar.

Caminar un laberinto también puede ser una práctica meditativa muy eficaz. Antes de comenzar, tómate un momento para pasar de tu vida diaria a la experiencia laberínte. Quédate quieto y respira profundamente y luego vuelve lentamente la respiración a la normalidad.

Puede establecer una intención para la experiencia: preguntas, sentimientos o afirmaciones, o simplemente puede caminar y ver lo que la experiencia trae. Lo bueno de un labcrinto es que te saca de tu experiencia de vida lineal. Refleja los giros y vueltas en la vida y le permite relajarse en ellos en lugar de resistirlos.

También puedes centrarte en dejar ir las cosas mientras caminas por el laberinto y luego te centras en lo que sacarás del centro y de vuelta a tu vida.

Alternativamente, puede utilizar la misma exploración corporal a pie que la anterior mientras camina por el laberinto.

<u>Meditación de oración</u>

Desconocida para muchos, la oración es una forma de meditación que ha sido ampliamente practicada durante siglos en todo el mundo. La oración meditativa implica meditación sobre las Escrituras, la escritura devocional, un atardecer, el amanecer, etc. La oración contemplativa o auditiva es la práctica de vaciar la mente, relajarse y ser consciente de la presencia de Dios.

La oración meditativa implica silencio, contemplación, quietud y paciencia a medida que experimentas un significado más profundo en lo que lees, o en lo que ves, etc.

La oración contemplativa es "la apertura de la mente y del corazón – todo nuestro ser – a Dios, el Misterio Supremo, más allá de las emociones, pensamientos y palabras." También implica silencio, contemplación, quietud y paciencia.

Para practicar la oración contemplativa es importante elegir una palabra sagrada como símbolo de vuestra intención de experimentar la presencia de Dios. Si tus pensamientos vagan suavemente tráelos de vuelta repitiendo tu palabra sagrada.

Elementos de la meditación

Las diferentes formas de meditación pueden emplear diferentes técnicas, pero comparten los siguientes elementos:

Atención focalizada

La atención concentrada es el componente más vital de la meditación. Cuando centras tu atención, eres capaz de liberar tu mente de distracciones cotidianas que a menudo causan tensión y ansiedad, y aventurarte en un mundo de calma, claridad y paz. En qué te centras variará dependiendo del tipo de meditación que estés haciendo.

Respiración pacífica

Para lograr una respiración relajada, profunda y de ritmo uniforme, es importante que respires con el diagrama. El uso del diafragma es más eficiente porque requiere una acción mínima de los hombros y los músculos del cuello. El objetivo de la respiración lenta y profunda es traer más oxígeno al cuerpo. Esto te calma y crea un espacio interior propicio para la meditación.

Entorno tranquilo y cómodo

Los practicantes avanzados pueden realizar meditación en casi cualquier lugar, incluso si el lugar es ruidoso o lleno de gente. Como principiante, es recomendable que empieces a practicar la meditación en un lugar tranquilo y cómodo donde no te distraigan los demás.

Antes de comenzar tu práctica de meditación, des hazte de cualquier distracción. Apague el televisor, la radio y el teléfono celular antes de comenzar cada sesión.

Ahora que conoces los increíbles beneficios de la meditación, probablemente te estés preguntando cómo se supone que debes meditar. La buena noticia es que hay docenas de técnicas de meditación, por lo que está seguro de encontrar uno que se adapte a sus necesidades. La mala noticia es que debido a que hay tantas técnicas, simplemente no puedo cubrirlas todas en un capítulo de un libro.

Sin embargo, voy a hacer todo lo posible para cubrir las técnicas de meditación más populares. Discutiré más cómo puedes hacer estas técnicas, desglasándola paso a paso más adelante en este libro, pero para este capítulo, simplemente quiero discutir las técnicas, así como explicar cómo benefician a la persona meditando.

Quiero comenzar hablando de meditación mindfulness. La meditación mindfulness es un tipo de meditación en la que te centras completamente en el presente en lugar de distraerte por lo que podría suceder en el futuro o desanimado por el dolor que sentías en el pasado. Durante este tipo de meditación, mientras te vas a centrar en ser consciente del presente, también vas a evitar ser crítico de cualquiera que sean tus circunstancias actuales.

La meditación consciente también es una gran manera para que una persona se conozca a sí misma. Muchas personas que están vivas hoy en día no tienen idea de quiénes son. Saltan de la relación a la relación tratando de llenar un agujero profundo dentro de ellos, pero esto nunca funciona. El problema es que no saben quiénes son.

Saben qué trabajos tienen que hacer, cuáles son sus responsabilidades, pero quiénes son no está definido por esto. Mediante el uso de la meditación consciente, puedes aprender quién eres realmente fuera de lo que haces cada día.

La meditación mindfulness se ha utilizado durante miles de años y se originó en la India cuando Buda practicó la técnica y fue capaz de recordar todas sus vidas pasadas. Se dice que fue a través de la meditación consciente que Buda se iluminó y comenzó a entender el auto-despertar.

El entorno, la mirada, la postura e incluso la forma en que respira es muy importante cuando se trata de la meditación consciente. La meditación mindfulness se recomienda para cualquier persona que quiera tener una comprensión más profunda de uno mismo, así como aquellos que están luchando con el dolor, el dolor, la depresión, la desesperación, todos los problemas mentales y físicos, y para aquellos que quieren asegurarse de que están en el camino correcto en la vida.

Muchas personas creen que la meditación consciente es el mejor tipo de meditación, y muchas a menudo se preguntan por qué usarían cualquier otro tipo de meditación. La respuesta a esa pregunta es que, si bien la meditación consciente es una muy buena técnica para usar, no es una técnica única para todos. Hay muchas otras técnicas que puedes usar, y cada una de ellas depende del tipo de situación que tengas que lidiar en tu vida y de lo que sientas que necesitas superar.

Es casi imposible para mí decirte qué tipo de meditación necesitas para empezar a practicar porque es imposible para mí conocer todos los pequeños detalles que pertenecen a tu vida.

Para entender si la meditación consciente es adecuada para ti, primero tenemos que determinar exactamente a qué se refiere la atención plena. La atención plena describe el estado de ánimo que debes alcanzar durante este tipo de meditación. Describe la capacidad de mantenerse alerta en el momento y sólo se centran en lo que está pasando en su vida en el presente. Si necesitas trabajar a través de algunos problemas que han sucedido en el pasado, la meditación consciente es una gran manera para que te concentres en el ahora, pero no te va a ayudar a trabajar a través de algo que te ha sucedido anteriormente.

Muchas personas confunden la meditación mindfulness con la meditación enfocada. Sin embargo, no son iguales. La meditación enfocada es una técnica mucho más fácil que muchas de las técnicas de meditación tradicionales porque te permite enfocarte en un objeto o sonido para despejar tu mente.

La meditación enfocada es una de las técnicas de meditación que cualquiera puede aprender, y no tiene que tener un instructor de meditación para hacerlo. Cuando una persona practica la meditación enfocada, se centra en un objeto, sonido o respiración para despejar su mente, desactivar el diálogo interno y permanecer en el momento presente.

La mayoría de las personas que están empezando a meditar encuentran que la meditación enfocada es mucho más fácil para ellos porque les permite enfocar su mente en un objeto en lugar de tratar de despejar su mente sin tener nada en lo que enfocarse.

Muchas personas eligen centrarse en el sonido de un metrónomo, el olor de su incienso favorito, una imagen favorita o incluso el sonido de su respiración para centrarse mientras practican la meditación enfocada.

Es importante que entiendas que cuando comiences a usar la meditación enfocada, querrás comenzar con sesiones muy cortas. Las sesiones de cinco minutos son una excelente manera de comenzar, añadiendo cinco minutos por semana hasta que trabaje sesiones de hasta treinta minutos.

La razón de esto es porque su mente no está acostumbrada a centrarse en una cosa durante un largo período de tiempo. Vivimos en un mundo donde nunca pasamos más de unos momentos centrándonos en una cosa en particular sin distraernos con otra cosa.

La meditación enfocada te ayudará a aprender a enfocarte no solo mientras meditas, sino también en tu día a día. Cuando usted es capaz de centrarse en la tarea en cuestión, distraerse con menos frecuencia, usted encontrará que las cosas que necesita hacer se hacen mucho más rápido que antes, y son de mayor calidad.

Cuando comiences la meditación enfocada, vas a tener que calmar esa voz interior que tienes. Lo que encontrarás es que mientras tratas de concentrarte, tu mente va a tratar de sacar a relucir todas las cosas malas que sucedieron ese día, esa semana o en tu vida. Va a hacer todo lo posible para evitar que te relajes por completo. Tienes que tomar el control de tu mente en lugar de dejar que tome el control de ti. Esta es la única manera de que encuentres la paz a través de cualquier tipo de meditación.

La mayoría de las personas que están empezando a meditar comienzan usando lo que se llama meditación guiada. La meditación guiada es simplemente la meditación que se hace con la ayuda de un guía, a menudo una grabación.

La meditación guiada es una de las maneras más fáciles de meditar, y es una de las maneras más rápidas para que una persona alivie su estrés mientras hace cambios personales positivos en su vida.

Para participar en la meditación guiada, puedes ir a una clase, o simplemente puedes buscar un video en YouTube. Si usted está escuchando videos de meditación guiada en Internet, lo mejor es hacerlo con un auricular encendido, la mayoría de las veces esto se mencionará en el video al principio como el instructor le dice cómo prepararse para su sesión.

Estas sesiones pueden durar de 15 minutos a 1 hora y durante estas sesiones, el instructor le dirá en qué debe centrarse, a menudo repitiendo afirmaciones para ayudarle a cambiar su forma de pensar a nivel subconsciente, lo que le permitirá hacer positivo cambios en su vida.

Cuando usted está buscando la meditación guiada perfecta, es posible que tenga que probar algunos antes de encontrar el adecuado para usted. La razón de esto es porque usted quiere asegurarse de que la música de fondo es relajante para usted, y usted va a querer asegurarse de que la voz del instructor no le molesta. Cada uno de nosotros escucha de manera diferente; una voz aguda puede ser relajante para algunos, mientras que otros encuentran una voz profunda más relajante. Todo esto es preferencia personal, y ya que hay miles de meditaciones guiadas disponibles en línea, usted está seguro de encontrar uno que es adecuado para usted.

Otro gran beneficio de la meditación guiada es que puedes elegir en qué quieres centrarte durante la meditación. Por ejemplo, si usted está teniendo dificultades para ser productivo en su día a día, hay meditaciones guiadas que se centran en eso, o si usted está tratando de ser una persona más positiva, usted puede buscar una meditación para eso también. Hay meditaciones guiadas disponibles para cualquier problema que puedas estar enfrentando en tu vida.

También puede escuchar estas meditaciones, ya que va a dormir cada noche para dormir mejor y comenzar de fresco al día siguiente.

La mayoría de los otros tipos de meditación van a requerir que encentres tu mente en un objeto o en tu respiración, sin embargo, cuando usas la meditación guiada, te estás centrando en lo que se está diciendo, las palabras de la persona, su voz y la música que se reproduce en el fondo. Este método es a menudo mucho más fácil para las personas que están empezando porque encuentran que no tienen esa voz interna regañando a ellos para centrarse en cualquier otra cosa.

Si usted es el tipo de persona que tiene dificultades para calmar esa voz interior, está bajo mucho estrés o tiene dificultades para calmar sus pensamientos, la meditación enfocada puede ser el mejor tipo de meditación para que usted comience con.

A algunas personas les resulta muy difícil queden quietas para meditar. Se sienten como si hubiera algo más que deberían estar haciendo, y se sentirán culpables incluso si se sientan por unos momentos.

Para ese tipo de personas, la meditación a pie puede ser la mejor manera de comenzar. Cuando usas la meditación a pie, te centrarás en la acción de caminar para despejar tu mente.

Por supuesto, va a haber algunas diferencias entre la meditación a pie y la meditación sentada, uno es que debes mantener los ojos abiertos mientras practicas la meditación a pie y otro ser que tienes que ser consciente de cualquier peligro a tu alrededor mientras practicar la meditación a pie.

La mayor diferencia que la mayoría de las personas experimentan cuando practican la meditación a pie es que es mucho más fácil para ellos que si estuvieran sentados. Son capaces de ser conscientes de los sonidos que los rodean, los pájaros cantando, el viento y el sol. La meditación a pie es muy beneficiosa para aquellos que están extremadamente estresados en sus vidas porque no sólo el ejercicio va a ayudar a la persona a reducir la cantidad de estrés que tienen que lidiar con, sino que van a beneficiarse de meditar también.

La meditación a pie es ideal para aquellos que viven un estilo de vida muy ocupado y quieren asegurarse de que están haciendo suficiente ejercicio, así como tiempo para meditar. Parece ría a muchas personas que esta multitarea es un poco opuesta de lo que la meditación se trata, sin embargo, porque el cuerpo está en movimiento durante la meditación a pie, es mucho más fácil para la persona que está meditando para centrarse sólo en el cuerpo y no todo lo que ha sucedido ese día.

Verás, cuando estás sentado en silencio, tratando de enfocarte en el presente, un objeto o incluso cuando estás usando la meditación enfocada, tu mente tiende a vagar. Sin embargo, cuando usted está practicando la meditación a pie, lo único en lo que se centra su mente es un paso después del siguiente, y es muy raro que cualquier otra cosa conseguirá su atención.

Después de practicar la meditación a pie, usted encontrará que usted está más relajado de lo que podría imaginar posible, y usted duerme mucho mejor por la noche, lo que ayuda a su cuerpo a lidiar con el estrés que enfrenta cada día.

Cómo configurar un entorno de meditación

Establecer su entorno de meditación y prepararse para la meditación son muy importantes. Por supuesto, si estás practicando la meditación a pie, el mundo es tu ambiente de meditación, sin embargo, si estás practicando cualquier tipo de meditación sentada, tendrás que crear un ambiente que te permita sacar el máximo provecho de tus sesiones de meditación.

Imagínese lo maravilloso que sería tener un área dedicada a usar para sanar su mente, cuerpo y espíritu. Eso es exactamente lo que vas a crear cuando comiences a configurar tu entorno de meditación. Ahora no me malinterpretes, no tienes que tener una casa enorme, no tienes que dedicar una habitación entera a tu área de meditación. La verdad es que incluso un pequeño rincón funcionará siempre y cuando sepas cómo configurarlo correctamente y eso es exactamente lo que te estaré enseñando en este capítulo.

Lo primero que debes entender es que no hay reglas reales a la hora de establecer un ambiente de meditación. Sin embargo, hay algunas cosas que debes tener en cuenta, maneras en que puedes crear un ambiente amoroso y despreocupado que te ayudará a alcanzar un verdadero estado de relajación mientras meditas.

Lo primero que tienes que hacer es encontrar un espacio que te haga sentir bien. Muchas personas no quieren establecer su área de meditación en su oficina porque esta no es un área que les traiga paz. A menudo, lo contrario es cierto, la oficina en casa puede ser un lugar para trabajar y pagar facturas, pero no es un lugar donde la gente encuentra relajación.

El área que elija necesita estar libre de tráfico y debe ser un área tranquila que no está llena de distracciones. La habitación también debe tener acceso a la luz natural. Si no puede encontrar un espacio en su hogar que se adapte a todos estos requisitos, es posible que desee considerar la posibilidad de establecer un área en su cubierta o incluso crear un espacio en su jardín sólo para meditar. Si eliges meditar fuera, necesitas asegurarte de que es un área donde te sentirás cómodo y libre de los ojos indiscretas de los vecinos entrometidos.

El siguiente paso en la creación de su entorno de meditación es limpiarlo y deshacerse del desorden. Todos tenemos desorden en nuestras vidas. Sin embargo, usted necesita asegurarse de que su entorno de meditación es libre de desorden, ya que puede ser muy distraído mientras usted está tratando de meditar. Esto es especialmente cierto si usted es el tipo de persona que le gusta un espacio limpio.

Considera vaciar todo fuera del espacio, encontrar un hogar diferente para que cuando termines de crear tu entorno de meditación, los únicos elementos que están en el área son aquellos que mejoran tu capacidad de meditar. Incluso si sólo utiliza un pequeño rincón de una habitación, debe considerar encontrar un lugar diferente para los artículos que están actualmente en esa área y dedicar ese pequeño espacio sólo para meditar.

Si su espacio está dentro, también debe considerar traer algunos elementos externos. La naturaleza ayuda a las personas a relajarse naturalmente; esta es la razón por la que muchas personas se sienten mejor cuando están cerca de la naturaleza. Saca las cortinas de las ventanas, añade algunas flores recién cortadas, arena en frascos, conchas marinas, plantas o una fuente de agua.

Una pequeña fuente de agua es algo que usted debe considerar el uso en su sala de meditación porque usted será capaz de relajarse al sonido del agua goteando a través de la fuente, y este sonido relajante ayudará a ahogar cualquier ruido de fondo como el televisión, niños jugando o traficando fuera.

Ahora es el momento de que pienses en la música de fondo que quieres escuchar mientras meditas. Por supuesto, si estás practicando la meditación guiada, esto no es algo de lo que tendrás que preocuparte en este momento porque las meditaciones guiadas ya tienen música en el fondo. Sin embargo, si usted está practicando la meditación consciente u otras técnicas de meditación, usted querrá considerar cómo desea reproducir la música y qué música se reproducirá.

Simplemente comprar un reproductor de CD barato y un CD de música clásica le proporcionará la música de fondo que necesita mientras está meditando. Es importante que escuches música que no tiene letra y que no sea música que escuches fuera de meditar.

La razón de esto es porque mientras todos amamos la música, puede ser muy distraída; no quieres que tu música pop favorita o música hard rock se reproduzca mientras estás tratando de meditar porque es posible que quieras cantar, y mucho menos los diversos pensamientos que la letra podría crear.

No sólo la música clásica te ayudará a meditar, sino que también te va a proporcionar otros beneficios. Se ha demostrado que la música clásica aumenta la motivación, mejora el sueño, alivia el dolor, mejora el estado de ánimo de una persona mientras reduce el estrés y mejora el coeficiente intelectual de una persona.

No se requiere música clásica mientras se recomienda. En su lugar, se podría escuchar el sonido del océano; sonidos de la naturaleza, como los pájaros cantando o cualquier otro sonido que encuentre relajante. Debe asegurarse de que cualquier pista que esté escuchando va a ser lo suficientemente largo para que no tenga que detener su sesión y pulse reproducir o cambiar el disco. No quieres que te interrumpan mientras meditas.

También puede decidir que desea agregar en el elemento de Aromaterapia. La aromaterapia es el uso de aceites esenciales para ayudar a calmar la mente, el cuerpo y el alma. Los aceites esenciales como la menta, la lavanda y la manzanilla son ideales para usar mientras meditas no solo para relajar tu mente, sino también tu cuerpo.

No sólo los aceites esenciales son capaces de ayudarle a relajarse, pero los estudios han demostrado que el uso de aceites esenciales tiene muchos otros beneficios, como aumentar el sistema inmunológico, aliviar el dolor y reducir el estrés.

A continuación, querrá agregar algunos toques personales a su espacio de meditación. No quieres un espacio que no se sienta como si fuera parte de lo que eres o que no pertenezca a tu casa. En su lugar, desea que su espacio sea cómodo, y desea que contenga algunas de sus pertenencias personales.

Sin embargo, debes asegurarte de no estar hacinando el espacio porque esto hará que tu mente se vuelva superpoblada mientras estás tratando de meditar. En su lugar, mantenga el área libre de demasiado desorden, mantenga las líneas limpias y solo use unas pocas piezas a la vez. Recuerda, puedes cambiarlas por otras piezas en una fecha posterior si encuentras algo que quieras poner en tu área de meditación. Sin embargo, no debe seguir comprando artículos para colocar en la zona sin sacar nada.

Necesitas recordar lo importante que es para ti tener aire fresco en tu área de meditación. Por supuesto, la aromaterapia es beneficiosa, pero también necesitas asegurarte de que tienes acceso al aire fresco en tu entorno de meditación. Si su entorno de meditación está al aire libre, esto no será un problema, sin embargo, si usted tiene un espacio de meditación en el interior, puede ser un poco más difícil.

Si usted está en una habitación con ventanas, simplemente abrir una ventana y encender un ventilador mientras está meditando le proporcionará suficiente aire fresco. Por otro lado, si su área de meditación no tiene ventanas, es posible que desee considerar la compra de un purificador de aire, así como un ventilador de pie para asegurarse de que está recibiendo el aire fresco que su cuerpo necesita.

También debe pensar en el color de la pintura en el área. Quieres que los colores sean calmantes, no brillantes o emocionantes. Tienes que recordar que quieres que los colores de la habitación coincidan con el estado mental al que estás tratando de alcanzar, en otras palabras, quieres que estén tranquilos.

La iluminación va a hacer una gran diferencia cuando se trata de la zona de meditación. Mencioné anteriormente que usted debe tratar de utilizar un espacio que le proporcionará un poco de iluminación natural. Si utiliza una cortina, debe estar hecha de un tejido pura que permitirá la entrada de la luz, pero también le permitirá un poco de privacidad. Si no hay iluminación natural en la habitación, tendrá que asegurarse de que tiene las luminarias adecuadas. Dependerá de ti decidir qué tipo de iluminación quieres, ya sea brillante o tenue, debes elegir lo que te hace sentir más cómodo y te ayuda a relajarte. Debe evitar las luces florescentes si es posible.

También debe asegurarse de que su área de meditación es un espacio sin tecnología. No debe haber, no hay teléfonos celulares o cualquier otra tecnología, excepto por lo que va a reproducir su música en o su meditación guiada si eso es lo que está utilizando.

Si usted tiene que tener su computadora portátil o tableta con usted para escuchar música o meditaciones guiadas, usted necesita asegurarse de que sólo lo está utilizando para ese propósito. Nunca debe scheque su correo electrónico, entrar en las redes sociales o empezar a navegar por la red en lugar de meditar en su entorno de meditación. Tienes el resto de tu hogar para completar estas tareas, no dejes que interfieran con tu espacio de meditación.

A algunas personas les gusta encender velas mientras meditan, otros encuentran que meditan mejor si están encerrados en el baño y disfrutando de un baño de burbujas. No importa dónde estés meditando, necesitas asegurarte de que es un ambiente que te es relajante y te permitirá estar libre de todas las distracciones durante el proceso de meditación. También debe asegurarse de que no se le interrumpirá ni se apresurará durante sus sesiones.

Una vez que tenga su área de meditación preparada, usted necesita prepararse para la sesión de meditación. Antes de empezar a hablar de cómo puedes prepararte para la meditación, debes entender que estas no son reglas, estas son simplemente algunas maneras para que hagas tus sesiones de meditación más efectivas.

No tienes que usar estas técnicas cuando te estás preparando para meditar, de hecho, podrías estar sentado en tu oficina ahora mismo y meditar. Verás, puedes meditar en cualquier lugar y en cualquier momento. Sin embargo, cuando creas un ambiente de meditación, como ya he hablado, y sigues los consejos que te voy a dar para ayudarte a prepararte para tu sesión de meditación, podrás beneficiarte aún más de tus sesiones.

Lo primero que debes hacer es planificar tus tiempos de meditación no antes de 1 hora después de haber comido. Si tienes que comer antes de meditar, debes asegurarte de que sea un aperitivo muy ligero y saludable. Comer una comida pesada y gorda antes de meditar sólo te va a cansar, y no vas a poder concentrarte en la sesión de meditación.

Algunas personas también prefieren ducharse antes de meditar porque simboliza el lavado y la limpieza del cuerpo. Por supuesto, esta acción no es necesaria. Sin embargo, puede ayudar a preparar la mente y el cuerpo para la meditación y ayudarle a alcanzar un estado más relajado.

Cuando te estés preparando para meditar, quieres asegurarte de que llevas ropa cómoda. Estos no deben ser demasiado apretados, y deben asegurarse de que usted no se caliente demasiado mientras está meditando, o demasiado frío tampoco.

A muchas personas les encanta hacer ejercicio antes de meditar porque les ayuda a relajar su mente y su cuerpo, preparándolos para el estado meditativo que están tratando de encontrar. También ayuda a despejar la mente, permitiendo que la persona se enfoque sólo en lo que está haciendo, y ayuda a la mente a cambiar del día de trabajo al momento en casa. Hacer ejercicio va a ayudar a asegurar que su cuerpo tenga el oxígeno que necesita, su sangre está fluyendo correctamente y que sus músculos están estirados. Si no quieres hacer ejercicio antes de meditar, debes asegurarte de que estás tomando unos momentos para estirar los músculos, ayudándoles a relajarte antes de empezar a meditar.

Es posible que también desee tomar unos minutos de "tiempo fuera" antes de comenzar a meditar sólo para preparar su mente para lo que está a punto de hacer. Lo mejor es que no saltes de una tarea a la siguiente sin tomar unos momentos para permitir que tu mente se ajuste a la nueva tarea.

Esto es importante que recuerdes mientras cambias de tarea en cualquier área de tu vida, pero es muy importante que recuerdes cuando empiezas a meditar. Permitir que tu mente tenga unos minutos entre tareas va a asegurar que eres capaz de enfocarte solo en tu sesión de meditación y no en la tarea en la que participabas antes de meditar.

Participar en ejercicios de respiración profunda es una gran manera para que usted prepare su mente y su cuerpo para una sesión de meditación. Centrarse en la respiración profunda para 10- 15 respiraciones, inhalando a través de la nariz y por la boca, va a ayudar a relajar la mente y ayudar a su cuerpo a pasar de cualquier actividad que estaba haciendo anteriormente a su sesión de meditación.

Sea lo que sea lo que decidas hacer para prepararte para la meditación, debe ser algo que encuentres relajante, algo que te ayude a quitar te la atención del estrés del día y en el proceso de meditación.

Ejercicios de meditación, paso a paso

La meditación puede ayudarnos de muchas maneras; puede ayudarnos a dormir mejor, reducir nuestro estrés, ayudarnos a ser más productivos y ayudarnos a pensar más claramente, pero para que te beneficies de la meditación, primero tienes que saber meditar adecuadamente.

Quiero comenzar este capítulo hablando de meditación mindfulness y caminando a través de él paso a paso. Es importante que entiendas que mientras que la meditación se puede practicar a la hora de acostarse, no es una técnica que esté destinada a hacer te duermas. En su lugar, la meditación consciente está destinada a ayudarte a estar más alerta, ayudarte a concentrarte en las cosas que necesitas hacer y despejar tu mente.

Comenzarás por ir a tu área de meditación, elegir la música que quieres tocar, encender tus velas, comenzar la aromaterapia, y así sucesivamente. Lo mejor es que tengas una almohada suave para sócrates para que no estés poniendo mucha presión en la columna vertebral.

Siéntate derecho, con las piernas cruzadas al estilo indio, y la parte posterior de las manos apoyada sobre tus rodillas.

Ahora, es hora de que te prepares para tu sesión de meditación respirando profundamente a través de la nariz lentamente, llenando tus pulmones completamente y aguantando durante 10 segundos antes de exhalar a través de tu boca. Repite esto 15-20 veces, centrándote en nada más que en tu respiración.

Cada vez que inhalas, siente el aire que llena tus pulmones e imagina que estás inhalando luz blanca. Cuando exhales, siente tu pecho, relájate y visualízate exhalando todas las tensiones y problemas del día como humo oscuro. Mientras exhalas, observa cómo el humo se desvanece en la distancia y desaparece por completo.

Este ejercicio de respiración ayudará a preparar tu mente y tu cuerpo para la sesión de meditación que tienes por delante.

A medida que comienza su sesión de meditación, usted necesita registrarse con usted mismo. ¿Cómo se siente? No sólo físicamente, sino también mentalmente. Recuerde, no se puede apresurar la meditación, y no se puede apresurar la relajación. Al comenzar, es perfectamente normal que tengas un poco de pensamientos corriendo a través de tu mente. Por el momento, permita que su mente haga lo que naturalmente hace; permitir que los pensamientos vayan y vengan, simplemente reconociendo que están allí, pero sin centrarse en ningún pensamiento en particular.

La tentación de enfocarse en cualquiera de estos pensamientos puede ser muy fuerte. Sin embargo, es muy importante que resistan estas tentaciones. Va a haber pensamientos que vienen a tu mente que pueden ser difíciles de tratar para ti, pensamientos de errores que has cometido, cosas que te han sucedido en el pasado y así sucesivamente. Es importante que no permitas que estos te derriben, sino que solo les permitas pasar por tu mente.

Lo siguiente que quiero que hagas es ser más consciente de tu entorno. Concéntrese en los sonidos, la sensación de la almohada debajo de usted, el parpadeo de la llama de la vela, o el olor de los aceites esenciales en el aire. Independientemente de lo que elijas centrarte, debes concentrarte solo en esa cosa durante 30 segundos, sin permitir que ningún pensamiento u otras distracciones te quiten la atención de ese elemento de tu área de meditación.

Después de que los 30 segundos estén arriba, trae tu atención de nuevo a tu cuerpo, vuelve a tu respiración y toma 10 respiraciones profundas como lo hiciste al principio de la sesión.

Ahora, es hora de que te concentres en tu cuerpo. ¿Cómo se siente tu cuerpo? ¿Se siente pesado, quieto, relajado o tal vez inquieto? Comienza en la parte superior de tu cabeza y realmente siente cada parte de tu cuerpo hasta las puntas de los dedos de los dedos de los dedos de los dedos de los dedos de los dedos de los ojos, simplemente escaneando tu cuerpo para estar en sintonía con él.

Cada escaneo solo debe tardar unos 30 segundos, y se puede hacer varias veces. Sin embargo, es importante que tome nota de qué áreas de su cuerpo se sienten más relajadas mientras escanea su cuerpo. También debe tomar nota de cualquier área que se sienta incómoda, o que experimente molestias en.

En este punto de tu sesión, habrás notado la sensación de ascenso y caída de cada respiración que tomas, sin embargo, si no lo has hecho, vuelve a llamar tu atención a tu respiración y realmente sientes cada respiración que tomas con todo tu cuerpo.

No trates de cambiar el ritmo de tu respiración, sino que permitas que tu cuerpo respire según sea necesario, déjalo hacer su propia cosa. Es importante que entiendas que realmente no hay una manera correcta o incorrecta de que respires mientras estás meditando, siempre y cuando estés concentrado en tu respiración, vas a estar respirando lentamente y profundamente.

Algunas personas tratan de centrarse en sentir las respiraciones profundas en su estómago en lugar de sus hombros o pecho, sin embargo, si esto no viene naturalmente a usted, no es necesario. Simplemente respira con naturalidad.

A medida que pases los próximos momentos respirando, será natural que tu mente comience a vagar. Tan pronto como encuentres que tu mente ha comenzado a vagar, tráela de vuelta para concentrarte en tu respiración.

No te enfades contigo mismo si descubres que tu mente ha comenzado a vagar, cuanto más practiques la meditación mindfulness, menos a menudo esto va a suceder. En su lugar, simplemente recuérdese que esto es perfectamente natural y reenfocarse en su respiración.

Después de unos 2 a 3 minutos de enfocarse en su respiración, es hora de que usted piense en el primer momento que usted recuerda sobre el día. Si recuerdas haberte despertado, piensa en cómo te sentiste al despertarte. Permita que su mente avance rápidamente durante el día, repitiendo los eventos del día en su mente. Estos eventos no tienen que ser detallados. No les pido que revivan todo su día; simplemente permita que su mente piense en los eventos.

Sólo debe tomar alrededor de tres minutos para escanear a través de todo el día hasta el momento en que se encuentra actualmente. Usted puede estar pensando que esto parece mucho para caber en sólo unos momentos, pero como dije anteriormente, usted no debe centrarse en ninguno de los detalles, simplemente pensar en su día como instantáneas de los eventos que tuvieron lugar. No debe pasar más de tres a cuatro minutos pensando en lo que ocurrió durante ese día.

Mientras tu mente está repitiendo los eventos del día, va a haber una tentación para que te detengas y te concentres en eventos específicos que tuvieron lugar. Su trabajo durante este tiempo es resistir esa tentación y no permitirse concentrarse en ningún evento específico, sino simplemente mirar el día como si fuera una película de juego rápido que no tenía forma de hacer una pausa.

A tu mente le encanta pensar, y va a tratar de pensar en los acontecimientos del día. Sin embargo, al final del día, no debes permitir que tu mente te estrese centrándote en cualquier evento, sin importar cuán grande o pequeño sea. Si, sin embargo, descubres que te has distraído por un pensamiento específico, simplemente vuelve a enfocarte y termina el paso. Cuanto más practiques la meditación consciente, menos te distraerás con los pensamientos sobre tu día.

Una vez que hayas traído tu mente de vuelta al momento presente, comenzarás una vez más a enfocarte en tu cuerpo. Comenzando por la punta de los dedos de los dedos de los dedos de los dedos de los dedos de los dedos de los dedos de los dedos de los dedos de los dedos de los dedos, vas a comenzar a relajar cada parte de tu cuerpo. Vas a pasar por cada parte de tu cuerpo, pensando en ello como si fuera un interruptor. Cambiará cada parte de su cuerpo a la posición relajada del mismo modo que apagaría una luz. Básicamente estás dando permiso a tu cuerpo para relajarte, y, si es necesario, puedes decirle a la parte del cuerpo que se relaje, tranquilamente en tu mente.

Es posible dormirse durante este proceso, por lo que si encuentraque puede relajar su cuerpo hasta ese punto, es mejor que practique este tipo de meditación justo antes de irse a la cama. Si encuentras que te estás quedando dormido mientras tu cuerpo se relaja, también puedes practicar esta meditación mientras estás en la cama.

Después de haber relajado todo el cuerpo, traerá su enfoque de nuevo a su respiración. Concéntrese en cada respiración para 10 a 15 respiraciones, luego abra los ojos y traiga su enfoque de nuevo a su día.

El siguiente tipo de meditación que quiero guiarte es la meditación enfocada. Este tipo de meditación debe hacerse en sesiones cortas, por lo general comenzando con sesiones de 5 minutos y trabajando su camino hasta unos 30 minutos.

Con el fin de comenzar su meditación enfocada, usted una vez más, ir a su área de meditación y preparar el área mediante la reproducción de música, la iluminación de velas, la apertura de una ventana y así sucesivamente.

Siéntese en su almohada estilo indio, permitiendo que la parte posterior de sus manos para descansar en sus rodillas.

Así como comenzarías cualquier otra sesión de meditación, comienza centrándote en tu respiración.

Cierra los ojos e inhala profundamente la nariz lentamente, llenando los pulmones. Aguanta durante 10 segundos y exhala a través de la boca. Repite esto 10 veces y estarás listo para comenzar tu sesión de meditación.

Con el fin de utilizar la meditación enfocada, usted tendrá que encontrar un objeto, sonido, u olor para centrarse en. Algunas personas eligen un metrónomo, una imagen agradable o incluso sólo una estatuilla.

El siguiente paso es relajar todo el cuerpo. Usted puede hacer esto centrándose en cada parte de su cuerpo, tensando los músculos, luego relajarlos. Este proceso sólo debe tomar unos minutos, así que no te pongas demasiado al día para pasar mucho tiempo en este paso.

Una vez que tu cuerpo esté relajado y cómodo, te centrarás en el objeto que has elegido. Concéntrese en él con todos sus sentidos, el sonido, la vista, el olfato y así sucesivamente, simplemente tomando todo lo que el objeto tiene para ofrecer.

La idea de la meditación enfocada no es pensar en el objeto, la imagen, el sonido o el olfato, sino experimentarlo, permitiéndote estar completamente presente en el momento.

Es posible que encuentres que tu voz interna comienza a analizar el objeto o que comienzas a pensar en las dificultades de tu día o en los acontecimientos que han tenido lugar en tu vida. Cuando esto sucede, es importante que usted redirija rápidamente pero suavemente sus pensamientos de nuevo al objeto. Calmando y calmando tu mente.

Si sientes que tu mente está vagando demasiado o que no eres capaz de enfocarte en el objeto, no deberías sentirte como si fueras un fracaso. No puedes tratar de ser perfeccionista cuando estás meditando. No puedes sentirte como si hubieras hecho algo malo. Enfócate por esforzarte, recuerda que reconocer tu mente es vagar es un gran paso, y simplemente vuelve a devolver tus pensamientos al objeto en el que has elegido enfocarte.

Eso es todo lo que hay para la meditación enfocada. Puede sonar muy fácil cuando lees sobre ello, pero la verdad es que forzar tu mente a enfocarte en un objeto durante cualquier período de tiempo, puede ser bastante difícil como puede experimentar el objeto en lugar de simplemente observarlo.

Efectos de la meditación en el cuerpo

Hay muchos beneficios diferentes de usar la meditación, y muchos de ellos tienen que ver con el cuerpo. Hablamos un poco en el capítulo anterior sobre cómo la meditación ayuda a mejorar la salud mental, pero quiero centrarme en el resto del cuerpo en este capítulo.

Espero que entre el capítulo anterior y este capítulo, veas que hay tantos beneficios de la meditación que si no lo estás practicando regularmente, realmente te estás perdiendo.

Ya he hablado mucho sobre cómo la meditación puede ayudar a reducir el estrés en tu vida. Sin embargo, no he entrado en detalle sobre cómo puede afectar su salud general, y siento que este es el efecto más importante en el cuerpo y debe ser discutido primero.

Muchas personas creen que estamos viendo un aumento de enfermedades hoy en día debido a la cantidad de estrés que las personas están bajo y pueden tener razón. El estrés es la forma en que nuestros cuerpos reaccionan a los cambios en nuestras vidas. Los cambios pueden ser positivos o negativos y sin embargo nuestro cuerpo tiende a reaccionar de la misma manera. El estrés afecta el bienestar mental de una persona, así como el cuerpo físico.

Piensa en la última vez que estabas demasiado estresado. No estoy hablando de estrés regular día a día; Estoy hablando de llegar a tu punto de quiebre. ¿Cómo se sintió tu cuerpo? Tal vez tuviste un dolor de cabeza intenso, o tu visión borrosa, tal vez tu frecuencia cardíaca aumentó dramáticamente, o puede que hayas estallado en urticaria.

Cada persona que conoces tiene una manera diferente de responder al estrés. Algunas personas lo sostienen todo, lo que a menudo conduce a respuestas físicas, como urticaria, mientras que otros no tienen ningún problema en dejarlo salir, incluso si se manifiesta como ira.

Cuando muchas personas piensan en el estrés, tienden a centrarse en las cosas grandes, como las muertes o las relaciones fallidas, pero el estrés es en realidad cualquier cosa que hace que su mente o cuerpo tenga que ajustarse. Verás, el calor o el frío se pueden considerar estrés. Una nueva tarea de trabajo puede causar estrés, hacer cambios en casa puede causar estrés. No tiene que ser algo enorme para que cause estrés en tu vida.

El estrés puede tener efectos positivos en nuestras vidas. Puede hacer que nos quedemos más alerta a las cosas que nos rodean, y puede ayudarnos a estar más motivados.

Por ejemplo, si sabemos que no vamos a ser capaces de pagar nuestras facturas, el estrés puede hacernos trabajar más duro para ganar el dinero, y si sentimos que estamos en peligro, el estrés puede hacer que prestemos más atención y nos mantengamos alerta.

El estrés también puede tener efectos negativos, y esos son los que quiero pasar algún tiempo centrándome. Algunos de los efectos secundarios negativos del estrés son dolores de cabeza, náuseas, presión arterial alta, problemas para dormir, así como dolores en el pecho.

Los efectos secundarios causados por la presión arterial alta pueden conducir a muchos otros problemas relacionados con la salud, el más preocupante es la enfermedad cardíaca. El estrés también puede llevar a las personas a consumir alcohol, tabaco e incluso drogas ilegales como un medio para lidiar con él.

El mayor problema es que en lugar de que el cuerpo reaccione al estrés de una manera positiva, o permitiendo que el cuerpo se relaje, por lo general causa más estrés que puede conducir a más problemas o el desarrollo de enfermedades.

Es importante tener en cuenta que una pequeña cantidad de estrés aquí y allá en su vida está perfectamente bien. El problema viene cuando una persona sufre de estrés crónico. Esta condición básicamente significa que la persona tiene una gran cantidad de estrés y que dura un largo período de tiempo. Aquí es cuando el estrés comienza a causar problemas de salud.

El estrés crónico puede literalmente matar. Al menos el 75 por ciento de las visitas al médico se deben a algún problema de salud relacionado con el estrés. Al calmar la mente a través de la meditación, usted será capaz de reducir los efectos del estrés, y usted será capaz de manejar situaciones estresantes mejor que antes. También encontrarás que cuando estás en una situación estresante, una que generalmente te causaría una gran cantidad de estrés antes, no te causará casi ningún estrés después de haber estado meditando durante unas semanas.

La Asociación Americana del Corazón publicó un estudio que mostró que aquellos que participaron en la meditación de forma regular y sufrieron enfermedades del corazón vieron una reducción en el grosor de sus arterias. Lo que esto significa es que a través de la meditación, literalmente puedes revertir las enfermedades del corazón y reducir tus posibilidades de sufrir un ataque cardíaco.

Hay un tipo de meditación, de la que hablaremos más adelante en este libro, llamada **relajación muscular progresiva** que se utiliza a menudo al comienzo de una sesión de meditación y ayuda a relajar todos los músculos del cuerpo sistemáticamente.

Otro beneficio de la meditación es que usted será capaz de impulsar su sistema inmunológico. El estrés hace que nuestro sistema inmunitario se debilite. Cuando usamos la meditación para reducir el estrés en nuestras vidas, naturalmente aumentamos nuestro sistema inmunológico, lo que significa que nos enfermamos con menos frecuencia. Debido a que las enfermedades pueden causar estrés, esto es muy importante. Por lo tanto, creará un ciclo, donde usted está reduciendo su estrés, por lo tanto, impulsar su sistema inmunológico, haciendo que se enferme con menos frecuencia, lo que, a su vez, reducirá el estrés que tiene en su vida.

La meditación hará a tu mente lo que el ejercicio hace por el cuerpo, lo que significa que hará tu mente más fuerte y más flexible.

Se ha demostrado que la meditación cambia la forma en que funciona el cerebro, afectando la forma en que no solo tu mente sino tu cuerpo reacciona a diferentes estímulos. La meditación también se ha demostrado que realmente afecta la forma en que el cerebro está compuesto, lo que significa que adelgazará algunas áreas del cerebro que son demasiado gruesas, así como engrosalas partes del cerebro que son demasiado delgadas.

Muchas personas lo están pasando mal hoy en día encontrando la energía que necesitan. Encuentran que poco después de que se despiertan cada mañana, se drenan y no tienen idea de cómo van a pasar su día.

Este sentimiento no es algo que es infrecuente, y cuando ves que le sucede a alguien que conoces, puede ser desgarrador. También es muy triste que muchas personas sientan que tienen que ocultar esta lucha y que esto puede conducir a la depresión porque la persona asume que hay algo mal con ellos por no poder tener la energía que necesitan.

No puedes forzarte a tener energía y muchas personas recurren a bebidas con cafeína para hacerlo, pero esto solo los deja sintiéndose más cansados cuando las bebidas desaparecen. No tienen una noche de sueño reparador que les lleva a sentirse agotados a la mañana siguiente, y el ciclo continúa.

No manejar tu estrés va a ser una de las mayores razones por las que te agotas de energía. Sentirse cansado después de haber puesto en un largo día de trabajo no es nada nuevo, y es completamente normal; es cómo su cuerpo debe reaccionar al trabajo. Sin embargo, el agotamiento que la mayoría de la gente sufre hoy en día no es causado por el trabajo de sus cuerpos hasta ese momento.

Cuando estás lidiando con este tipo de agotamiento, tienes que echar un vistazo a lo que estás permitiendo causarte estrés en tu vida. Verás, muchos de los problemas que enfrentamos que nos causan una gran cantidad de estrés son auto-creados. La meditación te ayudará a identificar estos problemas creados por ti mismo, y ayudará a neutralizar el estrés con el que tratas día a día, asegurándote de que no zapee tu energía.

La meditación es diferente a las bebidas que aumentan la energía porque no desaparece, dejándote totalmente agotado, sino que cambia la forma en que tu cuerpo funciona, de la misma manera que lo hace el ejercicio, proporcionándole energía sostenida durante un largo período de tiempo.

Si quieres tener la energía que necesitas a diario, tienes que dormir bien cada noche. El problema es que muchas personas están tratando de aliviar el estrés en sus vidas durmiendo menos para hacer más. Incluso cuando intentan ir a dormir a una hora decente, siempre y cuando una persona está estresada y siente que debe estar haciendo más, no van a ser capaces de obtener la cantidad correcta de sueño cada noche.

Incluso si no puedes dormir ocho horas cada noche, si te quedas a dormir relajado y no te preocupas por las cosas que necesitas hacer, podrías dormir tranquilamente. Ya sabemos que podemos reducir nuestro estrés con la meditación y que la meditación ayuda a reducir la cantidad de tiempo que pasamos preocupándonos. Además de esto, la meditación antes de acostarse puede ayudar al cuerpo a producir melatonina naturalmente, que todos sabemos nos ayuda a dormir más tranquilamente. Este hecho significa que gracias a la meditación, vamos a ser capaces de experimentar un sueño más tranquilo y tranquilo. Hacerlo significa que usted va a despertar renovado y listo para asumir su día, en lugar de agotado y abrumado.

El último beneficio para la salud del que quiero hablar en este capítulo es la pérdida de peso. Muchas personas con sobrepeso, sufren de alimentación emocional. Mientras que la dieta y el ejercicio van a ayudarte a perder peso, es posible que encuentres que todavía te está costando quitar el exceso de peso. Lo que puedes encontrar beneficioso para tu rutina de ejercicios y alimentación saludable es la meditación.

La mayoría de las personas engordan cuando pasan por algo traumático en sus vidas, o cuando están bajo mucha presión. Permiten que sus estados de ánimo los controlen en lugar de aprender a tener el control de sí mismos. La meditación va a ayudar a asegurar que usted está tomando el control de su vida, y usted es consciente de los pensamientos que está teniendo, así como sus acciones.

Este despertar significa que en lugar de comer sin pensar todo el día o pastar sin ser realmente consciente de lo que estás haciendo; usted será consciente de las acciones que está tomando. No sólo vas a ser más consciente de tus acciones, sino que también te vas a dar cuenta conscientemente de por qué te comportas de esta manera, por qué estás comendo en exceso y qué problemas hay que tratar.

Por supuesto, esto va a reducir la cantidad de alimentos que está comiendo, el número de calorías que está tomando en cada día, porque cuando se da cuenta de lo que está haciendo, comenzará a tomar medidas para detenerlo.

La meditación te va a enseñar cómo ser testigo de las cosas que están pasando en tu vida, así como del mundo que te rodea, pero también te enseñará a no juzgar la situación o a las personas en la situación. Esto incluye no juzgarte a ti mismo.

Esto te va a permitir ir más allá de las cosas que han sucedido en el pasado, y te ayudará a reducir la cantidad de comida emocional en la que estás participando.

Hubo un tiempo en que había un estigma sobre la meditación; se pensaba que era algo que no era beneficioso, pero era para personas extrañas de tipo de edad nueva. Hoy en día, muchas personas están empezando a entender cómo la meditación puede ayudarlos en sus vidas sobre todo porque el estigma está casi desaparecido. Sin embargo, todavía hay aquellos por ahí que te van a mirar de lado cuando hablas de meditación, pero no debes dejar que eso te llegue a ti.

La meditación puede afectar literalmente cada área de tu vida. Puede afectar la forma en que trabajas, la forma en que ves a las personas con las que interactúas a diario, la forma en que te ves a ti mismo, tus niveles de productividad, tu peso y tu salud.

Además de todo esto, la meditación puede ayudarte cuando se trata de tu vida espiritual, que es de lo que quiero hablar en el próximo capítulo.

Guía paso a paso para la meditación

La meditación es una práctica importante que puede ayudarte a ser más consciente de tus pensamientos, aspiraciones de vida y te ayuda a alcanzar tus metas. También ayuda en la relajación, reducir la tensión, despejar la mente y ayudar al proceso de curación del cuerpo. Para obtener estos beneficios, cada vez más personas buscan comenzar la meditación.

La meditación es algo bastante fácil que todo el mundo puede aprender independientemente de su edad o incluso lenguaje. Si nunca has practicado la meditación antes, sigue estos sencillos pasos:

Paso 1: Siéntate en una posición cómoda en una posición tranquila

Para una gran sesión de meditación, es necesario sentarse de una manera cómoda en un lugar tranquilo lejos de cualquier forma de perturbación. En primer lugar, encontrar un lugar cómodo que no es ni demasiado frío ni demasiado caliente para usted. Esto es importante para asegurar que usted puede concentrarse en su meditación. El lugar también debe estar lejos de cualquier forma de perturbación para permitirle terminar todas sus sesiones con éxito.

Una vez que tenga el espacio adecuado en el lugar correcto para la meditación, es hora de sentarse en una posición cómoda. Una sola sesión de meditación podría tomar desde cinco minutos hasta una hora o incluso más. Por lo tanto, usted necesita asegurarse de que está en una postura cómoda para que usted complete la sesión sin tener que parar a mitad de camino debido al dolor. Hay una gran cantidad de posiciones sentadas discutidas en los capítulos anteriores. Asegúrese de practicar una serie de estas posiciones sentadas para que pueda establecerse en la que se sienta cómodo con.

Paso 2: Concéntrese en su respiración

Una vez que esté cómodo sentado, cierre los ojos y concéntrese en su respiración durante uno o dos minutos. Esto es importante para hacer que su mente es bastante cerrado cualquier pensamiento cruzando su mente. Comience por tomar una serie de respiraciones poco profundas y luego progresar a algunas respiraciones profundas. No fuerces a tomarte tu tiempo y concentrarte en tu respiración. Durante este paso deja de pensar en nada. En su lugar, solo concéntrate en el movimiento de tu cuerpo mientras inhalas y exhalas.

Paso 3: Concéntrate en tu objeto de adoración

Diferentes personas meditan por diferentes razones. Para cierta meditación es un medio para lograr ciertas metas en la vida, mientras que otras es un fin en sí mismo. A menudo las personas meditan para perder peso, ganar libertad financiera, hacer crecer sus portadores, reducir la ansiedad o simplemente disfrutar del proceso. Si usted está tratando de lograr un cierto objetivo, entonces usted tiene un objeto de adoración para centrarse en. Esto es algo que quieres lograr. Por ejemplo, si quieres perder peso entonces tu objeto de adoración debe ser esa figura delgada que quieres tener.

Después de concentrarse en su respiración durante un par de minutos lentamente, cambie su mente hacia el objeto de su adoración. Imagina lo que quieres lograr. Crea una imagen colorida de lo que quieres lograr y concéntrate en ello. Concéntrese en cómo se sentirá, crecerá e influirá una vez que llegue a ese estado. Deje que la imagen se hunda. No muevas tu mente a otra cosa que no sea la imagen de tu yo futuro y tus logros. Una vez que tenga una imagen clara de lo que está trabajando, ahora debe cambiar de marcha hacia el viaje. Imagina lo que puedes hacer para lograr fácilmente tus metas. Concéntrese en el viaje entre su situación actual y su futuro deseado. Tómate entre cinco y diez minutos en esto.

Paso 4: Finalizar la sesión

Una vez que la imagen de lo que se va a lograr y cómo se va a lograr se ha empapado por completo, ahora puede terminar la sesión de meditación. Primero cambia tus pensamientos a tu respiración. Concéntrese en su respiración durante uno o dos minutos. Tratando y sintiendo tu movimiento corporal y todas las cosas que te rodean. Ahora puedes abrir los ojos. Permanezca en silencio durante uno o dos minutos centrándose en su entorno con su nueva perspectiva.

Pasos importantes para que tu meditación sea un éxito

A medida que practicas la meditación, hay una serie de cosas que debes hacer para que tu meditación sea un éxito. Estos incluyen:

Have clear Intentions

¿Por qué estás meditando? No puedes despertarte y empezar a meditar sin una razón. Tener una clara intención para la meditación le ayudará a saber qué tan bien abordar las sesiones y así maximizar los beneficios que obtiene del proceso.

Don't be too comfortable

A menudo las personas se quejan de que dosis durante la meditación. La razón más importante de esto es que a menudo son demasiado cómodos durante la práctica. Asegúrate de revisar tu posición sentada y concentrarte más en lo que estás haciendo.

Give it time

Concentrarse no es fácil ni siquiera para los gurús de la meditación en los templos. Se necesita tiempo para dominar el arte y poder practicarlo durante períodos de tiempo más largos. No te rindas si la primera vez que muchos pensamientos en tu mente te impiden concentrarte. En su lugar, puede optar por dejar que el pensamiento fluya a través de su mente. No juzgues nada, sólo pasa por el momento. Con un poco de práctica, aprenderás a concretarte y enfocarte y esto es lo importante.

Conclusión

Muchas personas en todo el mundo se han dado cuenta del importante papel que desempeña la meditación para ayudarles a alcanzar sus metas. Esto ayuda a explicar la creciente popularidad de la práctica de meditación hoy en día. Con la meditación, te centras más en tus metas, tienes un profundo sentido de autoconciencia y aprovechas la energía dentro para lograr esos objetivos.

Si estás empezando con la meditación, entonces lo más probable es que te estés preguntando cómo puedes usarla para ayudarte a alcanzar tus metas en la vida. La verdad es que la meditación puede ayudarte a alcanzar cualquier objetivo que te hayas fijado, ya sean metas profesionales, metas financieras, metas académicas o cualquier otro objetivo que puedas tener. Para ayudarte con el uso de la meditación para lograr tus objetivos, sigue estos sencillos pasos:

Elija una meta importante

Para empezar debes elegir una meta importante que quieras alcanzar en tu vida. Es importante que comience por revisar sus metas y asegurarse de que son realistas y alcanzables. Esto es importante porque hará que su mente trabaje para arreglarlos. Una vez que tenga todos los objetivos claros y SMART, elija uno que esté más cerca de su corazón. También es importante que elija un objetivo que se pueda lograr en los próximos tres o cuatro meses. Elegir una meta a largo plazo para la meditación puede ser contraproducente porque es probable que te rindas cuando no veas resultados a corto plazo.

Comienza tu meditación visualizando tus Metas

Siéntate en una posición cómoda, cierra los ojos y empieza a enfocarte en el objetivo que has elegido. Comienza imaginando lo que la vida será para ti una vez que alcances tus metas. Imagina tu vida con tu objetivo particular alcanzado. Crea una imagen mental nítida de tu vida con tu objetivo alcanzado. Mira lo buena que será la vida para ti. Lo que podrás hacer y cuánta influencia tendrás. No te concentres en ningún negativo, sino sólo en los aspectos positivos de tener la vida que quieres. Durante uno o dos minutos, concéntrate en esta imagen de tu vida con tu objetivo alcanzado. ¿Cómo será tu vida, con quién estarás, dónde estarás y qué harás, etc.). No dejes que nada más interrumpa tu línea de pensamientos. Concéntrese en esta imagen y hazla lo más vívida posible.

Añadir sentimientos a su visualización

Con la película positiva de tu vida habiendo logrado ese objetivo particular que te has fijado todavía jugando en tu mente ahora comienza a agregarle sentimientos reales. Puede hacerlo entrando en su imagen y añadiendo todos los aspectos sensoriales de la vida como el gusto, el sonido, el olor y el tacto. Esto debería ayudarte a crear los sentimientos más realistas y positivos sobre la vida con tu objetivo alcanzado.

Añadir energía al viaje

Ahora imagine el viaje de su situación actual a su nueva situación. Esto te ayudará a agregar sentimientos y energía positiva a tu imagen mental de lo que el logro de tu meta hará a tu vida. Visualiza toda la acción que tomarás para lograr tus metas y lo fácil que será cada acción. Imagina lograr cada hito a lo largo del camino y la celebración que tendrás para cada hito. Ahora concéntrate en lo feliz que estarás con tu progreso. Durante un par de minutos flotar entre su situación actual y su nueva realidad tomando en cada detalle y cada sentimiento positivo. Haz que el viaje sea cristalino y trata de infundir todas las energías positivas en él.

Finalizar la sesión de meditación

Ahora, con los ojos todavía cerrados, respira y luego abre tu mente. Todavía motivado con la meditación considerar una serie de acciones que tomará para lograr el objetivo. Trabaje en la meta y mantenga su enfoque.

Repita el proceso.

Asegúrese de repetir el proceso todos los días o después de dos o tres días, dependiendo de lo ocupado que esté, de lo ocupado que esté para lograr la meta. Cada día, toma en cuenta los nuevos hitos que has alcanzado y lo que aún está por hacer para que alcances tu objetivo. Presta más atención a los sentimientos positivos que provienen de alcanzar un hito importante hacia tu meta. Concéntrese en el mismo objetivo hasta que lo haya logrado. Una vez hecho esto, puedes elegir otro objetivo y empezar a enfocarte en él durante tus sesiones de meditación. Asegúrate de enfocarte en un solo objetivo durante una sesión de meditación para maximizar la creación de energía positiva en tu cerebro y cuerpo para el logro de la meta.

Libro 2: Mindfulness

Como Destruir Completamente el Estres y la Ansiedad en 30 Dias

Por

Beatrice Anahata

Primera semana

La primera semana se centrará únicamente en la meditación. Desarrollar una práctica de meditación te ayudará a desarrollar habilidades de atención plena que luego puedes aplicar en situaciones cotidianas. Después de la semana 1, no habrá meditaciones específicas dispuestas en el desafío, pero se le anima a seguir incorporando una práctica diaria de meditación en sus semanas.

Las meditaciones diarias se centrarán en ser conscientes durante un período de tiempo, pero cada una será ligeramente diferente. Usted puede encontrar algunos son más fáciles, otros son desafiantes, y algunos se sienten más cómodos para usted. En el futuro, tendrás todos los diferentes tipos de meditación en tu caja de herramientas y podrás elegir cuáles quieres usar. Tú decides cada día cuánto tiempo meditarás. Recuerda empezar pequeño. Una vez que sientas que puedes ser consciente durante toda la duración de la meditación, aumenta la cantidad de tiempo por unos minutos cada práctica. Recuerde que ciertos días serán mejores que otros. La clave es no juzgarte a ti mismo; todo es parte del proceso de crecimiento. ¡Empecemos!

Formas de alcanzar la atención plena en la vida cotidiana

En este capítulo, exploraremos formas de desarrollar la atención plena mientras llevamos a cabo actividades diarias normales sin necesidad de ejercicios preestablecidos. Esto puede ser útil, ya que hay muchas situaciones en la vida cotidiana que se prestan a ejercicios improvisados. Por lo tanto, en este capítulo estaremos viendo los muchos momentos que tenemos durante el día, que pueden añadir a los ejercicios de los capítulos que deben seguirse, simplemente cambiando la forma en que hacemos las cosas y la forma en que nos comportamos.

Si lo desea, antes de continuar leyendo, deténgase un momento y piense en las muchas actividades diarias que realiza sin experimentarlas al máximo. Tómate tu tiempo para pensar en estos momentos. Si sientes la necesidad, también puedes hacer una lista de estos momentos.

¿Hecho? Seguramente usted ha llegado con una lista bastante larga de actividades que la mayoría de nosotros hacemos automáticamente, las hacemos, pero no les prestamos atención.

Estos son algunos ejemplos que pueden ayudarle, en caso de que usted no haya pensado personalmente en estos:

A menudo comemos y bebemos sin prestar atención alguna a lo que estamos comiendo o bebiendo. Tendremos todo un capítulo dedicado a estas dos actividades, ya que comer y beber conscientemente es muy importante, por muchas razones.

A menudo caminamos sin sentir que estamos caminando. En cambio, caminar es una actividad que se presta a desarrollar la atención plena. En lugar de centrarte en el final de tu viaje, incluso si estás haciendo estallar a la vuelta de la esquina para comprar algunos comestibles, ¿por qué no te concentras en tu cuerpo? Puedes elegir cualquier parte de tu cuerpo, aunque puede ser una buena idea comenzar con los pies.

Mientras caminas por la acera, siente la presión de tus suelas en el suelo; siente tu pie levantando y dejando el suelo, luego siente cómo toda tu pierna se mueve siguiendo tu pie, siente cómo tu otro pie sostiene tu peso cuando has levantado el pie... Centra tu atención y concéntrate en tu movimiento en lugar de en lo que harás cuando llegues a la tienda.

A menudo nos encontramos con muchas personas en nuestra vida diaria, a las que prestamos muy poca o ninguna atención en absoluto. Simplemente intercambiamos una palabra educada o un vistazo, pero realmente no interactuamos. Esto sucede regularmente. De hecho, esto incluye a la mayoría de las personas que conocemos todos los días. En cambio, cuando conozcas gente en la calle, trata de sentir su presencia. Si ves a alguien que viene en la acera, en lugar de simplemente evitarlo, trata de sentir su propia presencia acercándose a ti.

Puedes hacer esto de muchas maneras: puedes sentir su calor junto al tuyo, puedes sentir sus emociones a medida que te pasan. Si usted está viajando, usted puede encontrarse cerca de muchas personas, la mayoría de la gente encuentra esto una experiencia irritante, esto es porque sentimos que están "invadiendo nuestro espacio". Sin embargo, esto es sólo nuestro ego hablando, y haciéndonos sentir "amenazados" incluso si sabemos muy bien que no hay nada que temer. En lugar de tratar de crear una barrera y en lugar de tratar de ser tan separado de ellos como sea posible, olvídate por un momento y comparte tu espacio con ellos.

Sin embargo, sentir su calor corporal a menudo se considera molesto o embarazoso. Pero, piensa en cómo la misma sensación es placentera cuando el calor corporal proviene de alguien que amas. Recuerda que al final, no pueden enfriarse sólo porque están en un carruaje, justo a tu lado. Por lo tanto, en lugar de tratar de evitar lo inevitable, permitir que su calor caliente la piel, sentir su calor calienta los músculos y sentirlo sin fijar ningún juicio a ella.

Otra cosa que las personas encuentran irritante cuando los desplazamientos son el olor corporal. Ok, puede que no te guste el olor de todos, pero hay muy poco que puedes hacer cuando estás viajando hacia y desde el trabajo o la escuela. En lugar de tratar de evitar, o ignorar tal olor, que al final es natural, ¿por qué no tratas de apreciarlo? Al apreciar, aquí no queremos decir que tienes que analizarlo como un catador de vino describe el ramo de una copa de Brunello di Monatalcino vintage, sino simplemente experimentarlo por lo que es. Experimenta con tus sentidos y deja que tus sentidos piensen, en lugar de conceptos preconcebidos como la amargura, la dulzura o la simpatía

Siempre que experimente contacto físico, no rehúya de él, incluso si es sólo el pincel de la mano de alguien, mientras paga por su pan en la tienda. Esto sucede a menudo, así que, en lugar de sentir vergüenza inútil, sentir la mano de la persona tocando la suya, su calidez, la humedad de su piel, su textura, y permitir que hable con usted, para compartir con usted una sensación a la que necesita no dar ningún valor o juicio.

Hay muchos otros momentos en los que vivimos nuestras vidas como si no estuviéramos aquí. Estos incluyen, por ejemplo, ducharse y vestirse. Cuando nos duchamos, a menudo ni siquiera sentimos el agua en nuestra piel, ya que a menudo tenemos prisa y pensamos en otra cosa. Sin embargo, el contacto con el agua es una de las experiencias más importantes en nuestras vidas. Una vez más, permite que tu piel sienta el agua acariciándola, siente la temperatura, el calor, la esencia misma del agua tocando tu piel y convirtiéndose en parte de tu propia vida, de ti mismo a través de esta experiencia tan sencilla...

Seguramente habrá muchos otros momentos en tu lista y seguramente entenderás el principio de cómo dejarte consciente en cualquier ocasión, cuando normalmente actuarías automáticamente... Por supuesto, será difícil vivir un día lleno de atención (de principio a fin). Pero, si te recuerdas a ti mismo de vez en cuando usar uno de los momentos de tu lista, simplemente ir con tus sentidos y permitir que te guíen a donde quieran llevarte, sin miedo ni expectativas. Esto le ayudará a ser más consciente, junto con los ejercicios sugeridos en este libro.

Timing Mindfulness

Como hemos mencionado anteriormente, este libro le ofrece una variedad de ejercicios cortos para mejorar su atención plena, que deben llevarse a cabo en el momento adecuado, en el lugar correcto y en las condiciones adecuadas. Si usted es nuevo en la atención plena, prácticamente no tiene sentido probar un ejercicio cuando está bajo estrés, tal vez debido a una reunión importante en el trabajo o porque está a punto de tomar un examen en la escuela.

Esto es algo que podrás hacer en una etapa posterior, cuando tengas más experiencia y seas más capaz de controlarte a ti mismo y a tus emociones. Por lo tanto, en este capítulo estaremos mirando los mejores momentos durante el día y/o la semana para hacer estos ejercicios.

Incluso si cada ejercicio sólo durará una cuestión de minutos, es aconsejable prepararse para ello. Teniendo en cuenta que esto puede agregar algo de tiempo a su rutina de ejercicios. Siempre debes intentar hacer los ejercicios cuando estés relajado. Por lo tanto, relajarse antes de un ejercicio consciente es algo que debe tener en cuenta.

Por supuesto, usted puede tener sus propias técnicas de relajación favoritas, pero aquí hay algunos consejos útiles, que pueden ayudarle:

Tome un descanso de 20 minutos de las actividades estresantes, antes de comenzar su ejercicio consciente.

- •Tenga un baño relajante. Lo ideal sería infundir su baño con un aceite esencial relajante, como el aceite de lavanda.
- •Antes de hacer su ejercicio consciente, dé un relajante paseo en un lugar tranquilo o pase un rato tranquilo en su jardín o en un parque cercano.
- •Si usted está acostumbrado a meditar, una sesión corta antes de un ejercicio haría maravillas.
- •Asegúrese de que está cómodo, esto incluye usar ropa cómoda.
- •Apague el móvil, el televisor y el ordenador (si alguno de ellos está en la misma habitación donde va a hacer el ejercicio.)
- •Evite situaciones de confrontación antes de hacer el ejercicio. Si usted tiene una situación para tratar, que usted sabe que le causará estrés, ser consciente sin el hecho de que le llevará tiempo para relajarse antes de que pueda hacer el ejercicio.
- ¡Hidratación! Esto es esencial.
- •Beba té de hierbas, como manzanilla, o cualquier otro té relajante, antes de hacer un ejercicio.
- •No haga los ejercicios después de una comida pesada, ya que cuando digerimos, nuestro enfoque se vuelve hacia adentro y muchos de los ejercicios le pedirán que se concentre en lo que está a su alrededor y que se relacione con él de una manera equilibrada.
- •Tampoco haga los ejercicios con el estómago vacío, ya que necesitará energía y, una vez más, su enfoque se volverá hacia adentro y hacia la recepción y el logro de energía, esto no le permitirá tener un ejercicio equilibrado.

- •Si te gustan las velas perfumadas, no dudes en usarlas, ya que esto mejorará la relajación.
- •Evite hacer los ejercicios conscientes cuando tenga mucho en mente, ya que necesita ser flexible con el tiempo: si tiene un problema que requiere su atención urgente, más bien cambie el tiempo del ejercicio.
- •Como regla general, usted debe entrar en el hábito de no tratar con problemas después de la última comida del día. Es mejor comer un poco más tarde y con una mente clara, que comer con problemas no resueltos regañando su atención.
- •Trate de reservar tiempo para relajarse y disfrutar de la vida, después de tener su última comida y antes de ir a dormir.
- •Asegúrese de estar en una posición cómoda al hacer los ejercicios, ya que debe sentirse a gusto con su cuerpo.
- •Haga los ejercicios en un lugar que no esté lleno de recuerdos desagradables, ya que esto puede interferir con el ejercicio.

Mirando la semana promedio de una persona promedio, los ejercicios conscientes a menudo se hacen mejor por las noches, pero esta no es una regla establecida en piedra. Si usted es capaz de reservar algún tiempo en la mañana, cuando su mente está clara de cualquier preocupación o preocupación, un ejercicio matutino puede ser ideal para comenzar su día en una nota muy positiva.

Las pausas para el almuerzo también se pueden utilizar para ejercicios conscientes. Esto depende, por supuesto, de la duración de la pausa para el almuerzo que se le permite tomar. Si tienes un almuerzo muy corto y solo tienes suficiente tiempo para comer, es posible que no tengas suficiente tiempo para hacer el ejercicio.

Si encuentras que te has quedado atrás con algunos de los ejercicios, debido a la falta de tiempo o que puedes haber olvidado hacer un ejercicio, no te golpees por esto. Como hemos mencionado, estos ejercicios se pueden hacer durante un período de treinta días, pero si te toma más tiempo, no te preocupes por esto en absoluto. Continúe a su propio ritmo.

Considera usar tus fines de semana para hacer ejercicios más largos o para ponerte al día con los ejercicios que quizás te hayas perdido antes. La mayoría de nosotros tenemos mucho más tiempo disponible y estamos mucho más relajados los fines de semana, cuando no estamos en el trabajo o en la escuela.

Hay ejercicios que puedes probar en extraños "momentos muertos" durante tu día normal. Estos se pueden hacer en diferentes momentos, estos pueden incluir ejercicios que se pueden llevar a cabo en el viaje diario, mientras que la cola, al salir del trabajo o la escuela, etc. Al hacer estos ejercicios, notarás lo mucho más relajado que estás en comparación con tu estado de ánimo cuando experimentó exactamente las mismas situaciones en el pasado.

Por favor, siéntase libre de repetir estos ejercicios tantas veces como desee durante el día y si siente que un ejercicio no funciona, no se culpe a sí mismo. Lo más probable es que la situación estuviera mal, así que vuelve a intentarlo. No se sienta obligado a seguir el orden exacto en el que se presentan los ejercicios en este libro. Usted debe tratar de utilizar y hacer estos ejercicios para adaptarse a sus necesidades personales y específicas.

Sería aconsejable tomar se tome algún tiempo durante el día para reflexionar sobre estos ejercicios. La reflexión es esencial para el aprendizaje y se hace mejor cuando uno está tranquilo y alejado de cualquiera que sea la situación en la que usted está reflexionando. Esto le dará una mejor visión de lo que ya ha logrado y lo que tendrá que hacer a continuación.

Si desea compartir sus experiencias de estos ejercicios con sus amigos o familiares, puede hacerlo libremente. Sin embargo, debes asegurarte de compartir esto con alguien que no será crítico y también debes asegurarte de que siempre te concentres en tu progreso.

Usted no está obligado de ninguna manera a hacerlo, pero si desea llevar un diario, esto sólo mejorará su experiencia y complementará este libro. Elija una lechería que tenga significado o tenga significado para usted o diseñe su propia cubierta, si lo desea. Además, no debes tratar de racionalizar estos ejercicios, sino expresar tus sentimientos en su lugar. Recuerde que no tiene sentido sobreanalizar todo.

Mantenga su enfoque firmemente en cómo se está convirtiendo en una persona mejor, más libre y más equilibrada. Tampoco importa si escribes o haces dibujos en tu diario, este es tu diario personal, así que puedes hacer lo que quieras y oye, si tienes talento musical... ¿por qué no llevar un "diario de música" simplemente expresando sus sentimientos en las canciones.

Hemos cubierto parte de la teoría de la atención plena, así como los principios de la atención plena y, además, también hemos cubierto cómo hacer estos ejercicios en general. Por lo tanto, ha llegado el momento de pasar a la "nitty-gritty" de este libro. Ahora vamos a echar un vistazo en profundidad a los ejercicios que puede hacer para mejorar su atención plena y lo cubriremos con más detalle, en el resto de este libro.

El día mental previo a la prueba

Durante esta primera semana, usted tendrá 8 días, ¡ya que este primer día es un día de bonificación! Esta será una prueba previa para medir lo consciente que eres antes de comenzar este viaje. Repetirás esto durante los primeros días de las semanas 2 y 3 y después de la finalización del desafío.

Durante todo el día, sólo ten en cuenta cómo navegas por el mundo. Presta atención a lo que piensas, sientes y cómo actúas y respondes a las situaciones. El objetivo es ser consciente sin ningún juicio o tratando de cambiar nada.

Ejemplo: Al conducir, tenga en cuenta lo que piensa. ¿Sientes la necesidad de escuchar cierto tipo de música o podcast? Cuando llegues al trabajo, ten en cuenta las conversaciones en las que participas y los pensamientos y sentimientos que ocurren como resultado. Una vez más, este no es el momento de intentar cambiar nada, sino simplemente tomar nota de sus propios comportamientos.

Este Día Mindful será como caer dentro y fuera de un sueño. Usted será consciente por un tiempo y luego se deslizará de nuevo en un estado no consciente. Una vez que te des cuenta de que te has deslizado de nuevo en este estado de "sueño", simplemente trae tu atención de vuelta al presente. No te desanimes ni trates de cambiar tu comportamiento de ninguna manera, solo observa.

DIA 1: Meditación Corporal Consciente

Preparación: Siéntate o acuéstate en una posición cómoda. Ajuste un temporizador de 5 a 10 minutos. Toma 5 respiraciones lentas, profundas y calmantes para entrar en tu estado meditativo.

Conciencia consciente

En esta meditación estarás haciendo una exploración corporal, centrándote en las sensaciones de cada parte de tu cuerpo.

Concéntrese en: Temperatura, sensaciones externas de ropa, aire, sensación de cabello, la presión del peso corporal y sensaciones internas de opresión y relajación.

Pase entre 10 y 30 segundos centrándose en cada área individual. Una vez que haya notado todas las sensaciones, pasar a la siguiente parte del cuerpo. Comienza tu enfoque en la parte inferior de los pies. Sube hasta los tobillos, las pantorrillas/espinillas, la parte delantera y trasera de las rodillas, la parte delantera y trasera de los muslos, las caderas, la zona inferior y pélvica, la parte inferior de la espalda y la parte inferior del estómago, la parte superior de la espalda y el pecho, los hombros, el cuello, la parte posterior de la cabeza, la cara y la parte superior dc la cabeza.

Nota: Para esta meditación, puede elegir terminarla una vez que haya escaneado todo su cuerpo en lugar de configurar un temporizador.

DIA 2: Meditación de respiración consciente

Preparación: Siéntate o acuéstate en una posición cómoda. Ajuste un temporizador de 5 a 10 minutos. Toma 5 respiraciones lentas, profundas y calmantes para entrar en tu estado meditativo.

Conciencia de la respiración

Después de sus 5 respiraciones calmantes iniciales, comience a respirar normalmente. Concéntrese en la sensación de que el aire entra en la nariz (o en la boca). Observe la temperatura (normalmente es fría). Siente el aire mientras viaja por las vías respiratorias hacia los pulmones. Siente que el pecho y/o el estómago se elevan a medida que los pulmones se llenan. Observe la caída del pecho y el estómago cuando comienza a exhalar. Siente el aire que vuelve a subir tu pasadizo. Siente las sensaciones y temperaturas mientras exhalas a través de la nariz o la boca. ¿Puedes sentir el aire en tu cara? ¿Cuál es la temperatura?

Continúe este proceso durante el resto de la mediación. No intente cambiar su patrón respiratorio. Simplemente preste atención a las sensaciones de la respiración. Si notas que tus pensamientos comienzan a vagar, simplemente vuelve a llamar tu atención en tu respiración.

DIA 3: Meditación de sonido consciente

Preparación: Siéntate o acuéstate en una posición cómoda. Ajuste un temporizador de 5 a 10 minutos. Toma 5 respiraciones lentas, profundas y calmantes para entrar en tu estado meditativo.

Conciencia sonora

Durante esta meditación, solo centrarás tu atención en los sonidos que escuches. Preste atención sin adjuntar ningún juicio (positivo o negativo) a ellos. Por ejemplo, si escucha un camión de volteo ruidoso afuera no lo etiquete como ruidoso o molesto. Si usted, por otro lado, oye el sonido de un pájaro cantando, no etiquete esto como bonito o relajante. El punto no es prestar atención a los sonidos "pacíficos", sino prestar atención a todos los ruidos sin etiquetarlos.

Comienza con los sonidos de la respiración y el cuerpo. Concéntrese sólo en estos sonidos sutiles durante unos momentos sin tratar de cambiar nada.

A continuación, concéntrese solo en los sonidos que escuche en la habitación en la que está sentado o acostado. Ninguna habitación es completamente silenciosa. Usted puede escuchar ruidos de su aire acondicionado o calefacción, de diferentes electrodomésticos, o ruidos de cualquier otra persona o mascotas en la casa. Puede ser útil centrarse en un ruido a la vez. Concéntrese en el ruido de los electrodomésticos primero, luego preste atención al sonido de la respiración de su perro, luego preste atención al sonido de sus hijos jugando, así sucesivamente.

Por último, centra tu atención en todos los ruidos que escuches que vienen del exterior. Pueden ser animales, coches, personas o el viento. Una vez más, puede ser útil centrarse en un ruido a la vez. Mantenga el foco en cada ruido durante unos segundos antes de escanear para ver si hay otro ruido para escuchar.

Día 4: Meditación de manos conscientes

Preparación: Siéntate o acuéstate en una posición cómoda. Ajuste un temporizador de 5 a 10 minutos. Toma 5 respiraciones lentas, profundas y calmantes para entrar en tu estado meditativo.

Enfoque de la mano

Esta será la primera meditación que se centra en "ser" sin concentrarse en diferentes estímulos. Durante esto, solo se centrará en sus manos.

Comience prestando atención al posicionamiento de sus manos y cada uno de sus dedos. Observe la temperatura de cada dedo individual. Concéntrese en el peso de sus manos contra la superficie sobre la que están acostadas. Si hay algo cubriéndolos o tocándolos, fíjate en esa sensación.

Ahora déjate quieter. Cuando observes que tus pensamientos empiezan a deslizarse. No tienes que concentrarte en ellos todo el tiempo, pero te ayudarán a ser consciente mientras tu mente trata de hacerse cargo de la mediación.

Día 5: Meditación de la Cabeza Consciente

Preparación: Siéntate o acuéstate en una posición cómoda. Ajuste un temporizador de 5 a 10 minutos. Toma 5 respiraciones lentas, profundas y calmantes para entrar en tu estado meditativo.

Enfoque de cabeza

Para esta meditación, te centrarás en las sensaciones de tu cabeza. Típicamente asociamos la cabeza con un lugar donde los pensamientos se disparan constantemente, pero en esta meditación, usted se centrará sólo en las sensaciones y sentir lo que es tener un espacio de cabeza pacífica.

Siente la sensación de la parte superior de la cabeza. Temperatura, folículos pilosos, etc. Baja a la frente y repite. A continuación, sienta que los párpados se cierran sobre los ojos. ¿Qué ves? Baja hasta la nariz y siente cómo te mueves dentro y fuera. Bájate a los labios. Observe si están cerrados o abiertos y si están tensos o relajados. Por último, presta atención a cualquier sensación de la barbilla. Muévete ahora a la parte de atrás de tu cabeza. ¿Qué sensaciones sientes? ¿Hay presión o peso? Finalmente, presta atención al interior de tu cabeza sin pensamientos. ¿Hay alguna sensación? Mantenga este enfoque conscicntc hasta cl final de la meditación.

Día 6: Meditación de la Sensación Consciente

Preparación: Siéntate o acuéstate en una posición cómoda. Ajuste un temporizador de 5 a 10 minutos. Tome 5 respiraciones lentas, profundas y calmantes para llegar a su estado meditativo.

<u>Sensaciones corporales</u>

Concéntrese en las sensaciones de su cuerpo en su conjunto. Siente su peso. Siente su temperatura. Siente cualquier sensación dentro de ella. Siente cualquier sensación fuera de ella. No juzgues ninguna sensación. Concéntrese en que su cuerpo esté presente en el momento.

Cuando tu mente empiece a vagar, vuelve a llamar tu atención sobre las sensaciones. Si ayuda, puedes elegir una parte (es decir, piernas) o una sensación (es decir, la sensación de ropa contra la piel) para llamar tu atención cuando tus pensamientos empiecen a preguntarse.

Día 7: solo medita

Preparación: Siéntate o acuéstate en una posición cómoda. Ajuste un temporizador de 5 a 10 minutos. Toma 5 respiraciones lentas, profundas y calmantes para entrar en tu estado meditativo.

Durante esta mediación, no centre su atención en nada en absoluto. Practique sentarse o quedarse quieto. Cuando surjan sensaciones, trate de no juzgarlas ni moverse.

Ejemplo, si sientes la necesidad de cambiar tu cuerpo porque surge un pensamiento que decía que te estabas poniendo incómodo, deja que este pensamiento pase por tu cabeza sin actuar sobre él.

Cuando surgen pensamientos, déjalos pasar como nubes. Si te atrapa una historia de pensamiento, déjala pasar tan pronto como te des cuenta, y quédate quieto. Los pensamientos no son más que pensamientos. No te definen. No son la verdad y no es necesario que actúes en base a ellos. Eres un ser que está separado de tus pensamientos. Siéntate en este estado de ser a través de toda la meditación.

Dos Semana

Esta semana se centrará en agregar atención plena a sus tareas diarias. No habrá meditación, pero se le anima a incorporar 5-10 minutos de meditación consciente, además de las actividades de esta semana.

La segunda semana será un poco más difícil que la semana anterior y las actividades están pensadas como bloques de construcción para vivir una vida más consciente. Cada día se centra en una nueva actividad consciente. No sienta presión para practicar los ejercicios del día o días anteriores durante el día actual, en lugar de centrarse en ser lo más consciente posible durante cada nueva actividad diaria.

Día 8: Día Mindful

Esta es una repetición del primer día del desafío. Siempre es importante medir periódicamente dónde se encuentra en su viaje de atención plena. Presta especial atención a los momentos en los que sientes emociones negativas o te cuesta ser consciente.

Durante todo el día, sólo ten en cuenta cómo navegas por el mundo. Presta atención a lo que piensas, sientes y cómo actúas y respondes a las situaciones. El objetivo es ser consciente sin ningún juicio o tratando de cambiar nada.

Ejemplo: Al conducir, tenga en cuenta lo que piensa. ¿Sientes la necesidad de escuchar cierto tipo de música o podcast? Cuando llegues al trabajo, ten en cuenta las conversaciones en las que participas y los pensamientos y sentimientos que ocurren como resultado.

Una vez más, este no es el momento de intentar cambiar nada, sino simplemente tomar nota de sus propios comportamientos. Este Día Mindful será como caer dentro y fuera de un sueño. Usted será consciente por un tiempo y luego se deslizará de nuevo en un estado no consciente. Una vez que te des cuenta de que te has deslizado de nuevo en este estado de "sueño", simplemente trae tu atención de vuelta al presente. No te desanimes ni intentes cambiar tu comportamiento de ninguna manera.

Día 9: Relajación consciente

Hoy, reserva un poco de tiempo para relajarte conscientemente. En lugar de sentarse y mirar su teléfono, navegar por Internet o encender el televisor, dedique al menos los primeros 10 minutos a permanecer quieto. Aplica lo que aprendiste durante tus meditaciones, pero esta vez en un estado consciente y no meditativo.

Este es su momento para disfrutar de su relajación en lugar de tratar de distraer su mente. Siente las sensaciones en tu cuerpo. ¿Hay algo tenso o doloridos? ¿Alguna parte se siente especialmente relajada? Escuchar los sonidos y observar las vistas. Cualquier pensamiento que te venga a la mente, déjalos flotar pacíficamente. Recuérdate que este tiempo es para relajarte y cualquier cosa que necesites pensar o manejar se puede hacer en un momento posterior. Practique esto cada vez que planee "tomar un descanso" y relajarse hoy.

Si tiene la oportunidad de salir al aire libre, disfrute de todas las vistas y sonidos de la naturaleza. Si tiene tiempo para ver jugar a sus hijos, saboree cada momento sin permitirse preocuparse por otra cosa. Usted encontrará que este tipo de relajación calma su mente en lugar de distraerla.

Día 10: Conversaciones conscientes

Cada vez que tenga una conversación con alguien hoy, sea consciente durante toda la experiencia. Escucha todo lo que se dice sin pensar cómo vas a responder. Además, ten en cuenta cuando estés hablando. Si algo dijo provoca un sentimiento, anote y tenga en cuenta lo que los pensamientos motivaron ese sentimiento. Sin embargo, no permitas que esto te quite ser consciente durante la conversación. Sólo tiene que tener en cuenta la experiencia y se puede reflexionar sobre ella después de que la conversación haya terminado.

Por ejemplo, si hablar con un compañero de trabajo sobre tu jefe provoca sentimientos de ira, toma nota de ello y haz todo lo posible para que tu conciencia vuelva a la conversación actual en lugar de enfocarte en tus pensamientos. Después de la conversación, piensa en lo que se dijo exactamente y los pensamientos que surgieron que causaron la ira. (Nota: Mañana habrá más discusión y tiempo para practicar esta técnica).

Si otros están teniendo una conversación, pero usted no es un participante activo en este momento, escuche sin poner ningún juicio o pensamiento sobre lo que escucha. Permita que las palabras que otros están diciendo entren y salgan de su conciencia sin aferrarse a ninguna pieza que haya escuchado.

Día 11: Mindfull Combate la Negatividad

Hoy vas a ser el observador de tus emociones como si fueras un médico que estudia a un paciente. Puede ser beneficioso llevar un diario de pensamiento para realizar un seguimiento de sus emociones y pensamientos.

Presta atención a cualquier momento que tengas una emoción negativa, como ira, resentimiento, tristeza, frustración, molestias, ansiedad, sentimientos depresivos, culpa, etc. Tan pronto como note la emoción, tenga en cuenta lo que está pensando. Los factores externos nunca causan sentimientos negativos. Es el pensamiento unido a la situación lo que causa los sentimientos. Comprender qué pensamientos estás atribuyendo a las situaciones te ayudará a entender de dónde viene tu negatividad y también ayudará a reducirla. A menudo tenemos un sentimiento negativo y luego adjuntamos más pensamientos para apoyar la sensación negativa que a su vez aumenta su intensidad. Simplemente dando un paso atrás, y siendo consciente de sus pensamientos y la situación, usted es capaz de detener este proceso antes de que se salga de control.

Cuando tengas problemas para salir de una mentalidad negativa, concéntrate en ser consciente en la situación actual. Usa técnicas de meditación para ayudar con esto. Piense en ello como montar en bicicleta por una colina empinada. La cima de la colina es el medio ambiente, luego un pensamiento negativo viene a lo largo y le da un pequeño empujón por la colina. Esta colina puede ser muy pequeña o puede ser gigantesca. Si permites que tu mente y tus emociones tomen el control, sigues tomando impulso y antes de darte cuenta, estás bajando a toda velocidad una colina, fuera de control, sin forma de detenerte. Ahora, si insertas mindfulness inmediatamente después de ese empuje, el suelo comienza a nivelar y te das cuenta de que era sólo una pequeña colina y recuperas rápidamente el control.

Hoy, concéntrate en ser consciente tan pronto como sientas negatividad. Tome la situación para lo que es, prestar atención a sus pensamientos, y usted notará que esto puede comenzar rápidamente a disminuir sus emociones negativas. Concéntrese en el momento presente (vistas, sonidos, etc.). Esto te ayudará a evitar que ruedes por esa colina de la negatividad.

Día 12: Caminata mindful

Si usted es capaz, programar un paseo consciente para usted hoy. Asegúrese de que el paseo es de al menos 10-15 minutos y trate de ser consciente todo el tiempo. Si no puede programar este paseo, asegúrese de que en cualquier momento que camine hoy, sea consciente. Esto puede ser un paseo desde su automóvil a un edificio, un paseo desde el sofá hasta el refrigerador, o un paseo al siguiente cúbico en su oficina. No importa cuánto tiempo o corto, sólo hazlo consciente.

Consulta con tu cuerpo: ¿Cómo se siente cuando caminas? ¿Qué puedes oír y ver durante este tiempo? ¿Qué se siente con tus pies cada vez que da un paso?

Como siempre, no permitas que ningún pensamiento que se arrastran se quede. No juzgues, bueno o malo, nada de lo que experimentes. Si te duelen los pies por un día largo, concéntrate solo en la sensación y no la etiquetes como dolor. Si llevas a tu perro a pasear y comienza a tirar, no lo etiquetes como un perro malo por hacerlo. Si ves a alguien con un buen reloj, no creas que te gusta el reloj. Observar objetivamente. Es sólo una sensación en tus pies, tu perro está tirando y sientes sensaciones en tu mano mientras lo retienes, y no es un buen reloj, es sólo un reloj.

Si encuentras que te vuelves a caer en viejos hábitos y le haces juicios a cualquier cosa, nunca te detengas en ello. Vivir sólo viene de ponerte juicios sobre ti mismo. Viene de pensar en eventos pasados, así que siempre recuérdate en permanecer en el presente. Ese momento ya ha pasado y cada momento es un momento para reenfocarse en tu atención plena.

Día 13: conduce consciente

Cada vez que viaje o viaje diariamente hoy, planee ser consciente. Este podría ser su viaje diario hacia y desde el trabajo, puede estar llevando a los niños a la escuela, puede ser hacer mandados o ir al gimnasio. Tampoco tiene que ser cuando usted está conduciendo. Si andas en bicicleta o caminas a lugares, ten en cuenta durante esas actividades. Si usted toma el transporte público, también recuerde ser consciente.

Durante cualquiera de estos viajes, practica todos los ejercicios de enfoque de sensaciones que usaste durante tus prácticas de meditación. No escuche música, noticias o podcasts. Simplemente deja que tu mente tome conciencia de todas las sensaciones que sientes, escuchas, ves y hueles.

Si viaja diario con otras personas, tenga en cuenta todas las conversaciones durante este tiempo. Escucha todo lo que se dice sin pensar cómo vas a responder a él. Si otros están teniendo una conversación, escucha, pero sin poner ningún juicio o pensamiento sobre lo que estás escuchando. Permita que las palabras que otros están diciendo entren y salgan de su conciencia sin aferrarse a nada.

Si usted lucha con la ira mientras conduce, este es el momento perfecto para implementar las técnicas conscientes discutidas durante el Día 4 (Combatir la Negatividad). Lea esas instrucciones de nuevo para recordarle las técnicas.

Día 14: Comidas conscientes

Ten en cuenta cada vez que comas hoy. No participes en actividades que distraigan tu mente, como ver televisión, enviar mensajes de texto o navegar por Internet. Si estás cerca de los demás y entablas conversación, asegúrate de mantenerte consciente del proceso de alimentación.

Con cada bocado de comida, pruebe los sabores, sienta las texturas y temperaturas, y escuche los sonidos. Siente la comida viajando al estómago mientras lo tragas. Haz lo mismo cada vez que tomes un trago. Presta atención a cómo se siente tu cuerpo al comer o a cualquier pensamiento que pueda aparecer en tu cabeza.

¿Cuándo te das cuenta de que te estás llenando y has tenido suficiente alimento para dejar de comer? Es probable que te lleve más tiempo comer de esta manera y algunas personas comen menos, ya que notan que se llenan mucho antes de lo habitual.

Tercera semana

Puesto que has logrado tanto hasta aquí, has acumulado algunas fortalezas y tienes más valor cuando se trata de situaciones que tiendes a evitar o que son desencadenantes de tu ansiedad. Dado que ha eliminado algunos de los elementos innecesarios en sus listas, es más fácil centrarse en sus otros problemas que le quedan. Esta semana, todos los días debe centrarse en:

- Lea su lista impresionante extendida 2-3 veces al día.
- Registre sus niveles de ansiedad y progreso.
- Escriba preocupaciones hipotéticas.
- Diario lo que está agradecido.

Día 15

Elige otro objetivo semanal para ti que pertenezca a un problema que contribuya a tu ansiedad. ¡Si milagrosamente no te queda nada, te felicitamos! A pesar de todo, encuentra algo que te gustaría mejorar en tu vida. Dibuja las tareas para lograr tu objetivo semanal y asumir una de esas tareas hoy en día.

Ir a dar un paseo por su vecindario o en una nueva ubicación para darle un cambio de paisaje. Camina por lo menos 8 cuadras. Si pasas a otras personas a tu paseo, sonríe y pregúntales cómo están.

Relájate más tarde meditando durante 30 minutos. Si usted debe pensar durante este tiempo, sólo conceda ocurrencias positivas en tu vida. Imagínate superar todas tus luchas y tener la libertad de lograr lo que hagas sin ansiedad dictando tu felicidad en la vida.

Día 16

Haz que tu objetivo sea hoy enfrentar te preocupación hipotética. Por ejemplo, si asumes el peor escenario como que tu tarjeta sea rechazada, aunque sepas que tienes dinero en tu cuenta, tal vez intente crear ese escenario. No es que necesariamente se supone que vayas a una tienda o tienda de batidos y trates de comprar algo que no puedes comprar, pero si tienes ganas de aceptar el reto, por todos los medios, ve por él siempre y cuando no estés robando. Trate de crear una situación hipotética y formular cuál podría ser el resultado más probable. Por ejemplo, si no puedes pagar por algo cuando llegas al registro, no puedes pagar lo. No te procesarán. Diablos, a veces te darán tu artículo gratis si es comida, sólo para ser gente amable. Hay un montón de otros escenarios que puede crear que se ajustan a sus preocupaciones hipotéticas.

Escoge tres canciones hoy para bailar o cantar. Si bailas, baila tu corazón. Si cantas, canta tu corazón. Con suerte, tus vecinos te escucharán. Después de eso, encuentra una película humorística para ver antes de ir a la cama.

Día 17

Tome otra preocupación hipotética y encontrar alguna manera de abordarlo. Este tipo de preocupaciones pueden ser varias por lo que es posible que tenga que ser creativo, al igual que con el objetivo de ayer. En un intento de mantener un estado de ánimo positivo, intente hacer el ejercicio de la pluma de nuevo. Esta vez, en lugar de 5 minutos, intente ir durante 7 minutos. Haz un poco de yoga durante todo el día durante 30 minutos y luego encuentra tiempo para relajarte leyendo al menos 30 páginas de tu libro favorito.

Día 18

Hoy, su objetivo es acercarse a una persona atractiva. No importa si estás casado o en una relación comprometida. La atracción es algo real y ser humano significa que vas a poner nerviosos los nervios cuando te acerques a alguien que es atractivo. No tienes que contarle a tu pareja sobre esta actividad. No te dará una aparición en el programa de "cheaters". El punto es sacarte activamente de tu mente. De todos modos, acércate a esta persona y deja caer un comentario sobre algo o encuentra alguna manera de iniciar una conversación. Lo peor que puede pasar es que piensan que eres raro, lo que no debería importarte demasiado si estás en una relación. Si eres soltero, piensa en ello como el hecho de que la persona no era realmente un partido hecho en el Cielo. Era un proyecto para ti para que lo completaras para trabajar en ti mismo.

Para hacer ejercicio, hacer 30 tomas de salto hoy junto con algunos estiramientos. Encuentre tiempo para relajarse escuchando música relajante mientras toma un baño caliente con un aceite esencial de su elección.

Día 19

Tómese su tiempo para organizar cualquiera o todos los artículos de su hogar que podrían usarlo. Como se mencionó, limpiar y organizar elimina el cerebro. Esta declaración es aún más para la organización. Si no tienes mucho tiempo para dedicarte a organizar, pasa al menos 30 minutos en una zona o más. Ir a dar otro paseo esta semana para hacer algo de ejercicio y tratar de ir por lo menos 10 cuadras esta vez.

Una vez que vuelva a casa, siéntate afuera durante 10-15 minutos y disfruta del aire libre. No te distraigas con dispositivos multimedia. Simplemente concéntrese en la naturaleza que le rodea y relájese un poco.

Día 20

Hoy, vaya a un zoológico o a un museo. Debes ir solo y ver todo lo que hay ahí. Esto le ayudará a sentirse cómodo con usted mismo en situaciones en las que está rodeado de otras personas y familias. Incluso puede encontrar un poco más relajante y agradable para hacer una actividad como esta por sí mismo. Una vez que llegues a casa, haz un poco de meditación seguida de un baño caliente con aromaterapia.

Día 21

¡Has terminado tu tercera semana de desafíos! ¡Impresionante! Date un respiro hoy de todo lo que habías logrado esta semana. Sal de la casa hoy, Anota una lista de todos tus logros de esta semana y añádelos a tu increíble lista. A estas alturas, es posible que te hayas dado cuenta de lo mucho que has logrado y eso solo te motivará a lograr aún más.

Semana Cuatro

Ahora has hecho llegar a tu última semana de desafío. Cosas muy emocionantes, ¿eh? A estas alturas ya deberías sentirte un poco invencible. Esta semana se centrará en los objetivos más agresivos hasta ahora con el fin de bombear y mantenerte en marcha.

Aquí hay una lista de cosas que debe recordar hacer todos los días:

- Lea su lista impresionante extendida 2-3 veces al día.
- Registrar los niveles de ansiedad y el progreso.
- Escriba los gatillos y los desencadenadores supuestos.
- Escriba por lo que está agradecido.

Día 22

Encuentra tu objetivo semanal para hoy y haz lo que siempre has hecho y haz un plan de tareas para hacer para completarlo. Cumpla una de esas tareas hoy. Después de eso, ve a una tienda y compra un aro de hula. Vete a casa y hula hoop durante 15 minutos de forma continua. Después, relájese tomando un baño caliente con sales de Epsom o aromaterapia.

Día 23

Mientras escribes lo que crees que son tus supuestos desencadenantes y desencadenantes reales esta semana, elige un supuesto desencadenante para enfrentarte hoy. Haga un plan en cuanto a cómo confrontarlo e ir. Refiérase a los ejercicios de respiración y los ejercicios mentales positivos si se siente abrumado. Si tenías éxito o no, vete a casa y haz algunos estiramientos simples. Relájate después llamando a un amigo para hablar con tu progreso o sobre tu intento fallido. Podrían ofrecer una visión útil para darle una mejor oportunidad de éxito si te entienden bien.

Día 24

Hoy, en lugar de elegir un desencadenador supuesto, elija un desencadenador del que esté absolutamente seguro. Haz tu plan de juego y vete. Sólo tienes que ir directamente a través de su ansiedad y esa será la única manera de superarlo. Recuerda consultar los ejercicios de respiración y los ejercicios mentales positivos. Después de tu intento, vete a casa y baila a 5 divertidas canciones dándote un minuto entre canciones. Después, encuentra una película divertida o videos en Internet que te harán reír.

Día 25

Hoy, encuentra una película que se muestra en un teatro que probablemente disfrutarías e ir a verlo solo. Es posible que te sientas incómodo estando solo cuando hay parejas en citas o grupos de amigos y familiares, pero esta actividad solo te ayudará a aprender a estar bien contigo mismo y solo a ti mismo. En algún momento de hoy, trate de ir a nadar o hacer yoga durante al menos 30 minutos. Relájese sentado al aire libre durante 30 minutos también.

Día 26

Al igual que ayer, haz una actividad solo. Ve de compras solo. Incluso si sus fondos no lo soportan, vaya al menos 5 tiendas y mire sus artículos. Mientras estás de compras, intenta caminar por todo el centro comercial. Dependiendo de lo grande o pequeño que sea tu centro comercial, aquí es donde haces ejercicio para el día. Cuando llegue a casa, relájese de la sobreestimulación que puede haber sentido en el centro comercial escuchando música relajante durante 30 minutos.

Día 27

Hoy, mira tú lista de desencadenantes y elige otro para enfrentar. Si no tuvo éxito con el último gatillo al que intentó enfrentarse, intente enfrentarse al mismo una vez más. Para hacer ejercicio, haz 40 tomas de salto para que te bombeen la sangre. Es posible que desee probar este ejercicio después de su objetivo diario con el fin de que se utilice para soplar un poco de vapor. Después, tómese 30 minutos para meditar con o sin música relajante.

Día 28

Después de todos los desencadenantes que enfrentaste esta semana, tómate este día para tomarte un descanso y elegir el tipo de ejercicio y técnica de relajación que te gustaría hacer. Has llegado hasta aquí y eso es suficiente logro. Trate de ir de compras de nuevo y comprar al menos un artículo que podría haber tenido su ojo en, pero no pudo comprar el otro día.

Día Veintinueve

A medida que su desafío de treinta días comienza a llegar a su fin, piense en una meta más grande que le gustaría lograr por sí mismo. Haz otro plan de juego y toma el en cargo cuando tomes medidas para tus propias tareas. Para obtener su dosis de ejercicio hoy, encontrar un buen parque para dar un paseo en. Tome un baño caliente cuando llegue a casa para relajarse y relajarse.

Día 30

¡Felicitaciones! ¡Si usted ha llegado al final del desafío! Esto significa que tienes un éxito supremo incluso cuando tu ansiedad te convenció de que las cosas irían de otra manera. Antes de separarte de tu desafío, siéntate y escribe realmente lo que todo lo que has logrado esta semana pasada, y todas las muchas más cosas que te gustaría seguir logrando. Debes sentirte bastante bombeado después de todas esas actividades para sacarte de una rutina aburrida y en una que requiera que salgas de tu caja mental y tomes nota de tu vida. A estas alturas habrás aprendido mucho más sobre ti mismo que lo hiciste, para empezar. Incluso podrías tener algunos ejercicios y técnicas de relajación que has aprendido mejor para ti y que realmente disfrutas. En este punto, todas estas actividades deben convertirse fácilmente en hábitos en su vida diaria si usted mantiene en él. La peor parte ha terminado ahora. El resto es sólo decidir lo que quieres hacer de aquí en adelante.

¿QUÉ ES EXACTAMENTE LA PAZ INTERIOR?

La gente se refiere a la paz interior de diferentes maneras. Algunos creen que es un sentimiento especial que uno alcanza cuando uno se vuelve rico. Sin embargo, la riqueza no tiene nada que ver con la paz interior, si lo hiciera, entonces los ricos tendrían satisfacción y no se volverían demasiado codiciosos en la búsqueda de más y más riqueza.

Los expertos creen que la mejor definición de paz interior es la "autoaceptación". Es simplemente el acto de dejar ir sus preocupaciones y aceptarse a sí mismo por lo que eres. Algunos expertos creen que la paz interior puede describirse mejor como un estado de estar mental y espiritualmente en paz dentro de su cuerpo, mente y alma, y con el conocimiento suficiente para mantenerse en este estado por el resto de su vida.

Desde una perspectiva espiritual, parece que hay un acuerdo común sobre el camino hacia la paz interior y eso es "autoaceptación". Esto significa que la única manera de lograr la paz interior es aceptando las cosas que no puedes cambiar sobre ti mismo y abrazando las que puedes cambiar con valor y compromiso.

La tranquilidad se conoce a menudo como serenidad absoluta o calma. Estar en paz contigo mismo también significa que estás completamente sano y no estás estresado ni ansioso por nada. La paz mental interior también se asocia con la felicidad completa, la satisfacción y la felicidad. Cuando tienes paz interior, definitivamente estás en otro estado de iluminación o conciencia; sin embargo, este estado sólo se puede lograr a través del entrenamiento consciente de su mente. Este entrenamiento puede venir en forma de oración, meditación, y algunos ejercicios como Yoga y Tai Chi que apuntan tanto a su mente consciente y subconsciente.

La mayoría de las prácticas espirituales asociadas a la paz interior se centran en saber más acerca de ti mismo (autoconciencia). Encontrar la paz interior se ha asociado con conectarse a niveles más altos de existencia.

La razón principal por la que nos resulta extremadamente difícil lograr la paz interior es que permitimos que las distracciones, los desafíos y las obligaciones abrumen nuestras mentes conscientes y subconscientes. Cuando tu mente está influenciada por demasiadas distracciones, tu pensamiento no seguirá un camino racional, pero seguirás basando tus acciones en lo que te influye, especialmente en los sentimientos que tienes.

La mayoría de las personas tienen dificultades para abrazar su paz interior. No tienes que recurrir a la religión para encontrar la paz interior. Para muchos, encontrar paz y felicidad dentro de las pequeñas alegrías de la vida puede ser extremadamente difícil. A través de un proceso paso a paso explicado en este libro, descubrirá lo placentero que puede ser aprender a encontrar la paz interior.

El mundo de hoy se ha convertido en un lugar confuso donde los intereses egoístas, la codicia y las ambiciones personales han obligado a muchas personas a abandonar el sentido común en busca de la satisfacción personal. Las recomendaciones y endosos de las redes sociales han alentado a muchos a vivir impotentes sin tranquilidad, pero con algunas técnicas simples, usted será capaz de albergar críticas constructivas en su corazón y aprender a eliminar las críticas unidireccionales que pueden forzar que acatar las formas de vida de algunas personas.

"Nadie puede lastimarme sin mi permiso" – Mahatma Gandhi

Según las palabras de Mahatma Gandhi, el primer paso para lograr la paz interior es determinar que no permitirás que nadie te lastime deliberadamente sin razón.

Usted sabe que ha logrado una paz interior cuando experimenta lo siguiente:

- Dejas de compararte con los demás. El acto de compararte con los demás siempre socavará tu autoestima, y estarás distraído de tus metas y objetivos personales.

- Empiezas a vivir tus sueños, no por lo que quieres probar o a través del acto de impresionar a la gente, sino porque es lo que decides hacer. Usted logra la paz interior cuando las opiniones de las personas sobre sus preferencias personales no importan.

- En el momento en que te das cuenta de que eres el principal enemigo de tu propia paz interior. Es lo que aceptas en tu mente que se queda y tu mente subconsciente siempre está influenciada por tu mente consciente.

- En el momento en que creas que puedes lograr lo que quieras, aunque todavía te das cuenta de que tomará algún tiempo, la actitud correcta y la pasión correcta.

- En el momento en que te das cuenta de que ninguna persona puede darte felicidad completa excepto a ti mismo.

- En el momento en que te das cuenta de que el amor no se trata de ganar o perder, sino que es algo que debe ser nutrido y cultivado.

- En el momento en que te des cuenta de que ser ignorante de tus propias fortalezas y debilidades no te hará alcanzar la paz interior.

COMO ESTILOS DE VIDA CHAOTICOS RUINAN SU PAZ Y FELICIDAD INNER

El mundo actual es acelerado y es cada vez más difícil para muchas personas permanecer en paz consigo mismas. Tu paz interior a menudo está sujeta a un buen número de enemigos. Estos enemigos provienen de los estilos de vida sociales y hábitos personales que desarrollamos con el tiempo. Hay tres hábitos de vida principales que pueden arruinar su paz interior y felicidad, estos son:

- Remordimientos por tus errores pasados
- Ansiedad por los problemas que enfrentarás en el futuro
- Ingratitud por las bendiciones que ya has logrado (insatisfacción)

Otras razones por las que usted es incapaz de lograr una paz interior incluyen:

- Resistencia
- Duda
- Vivir en el futuro
- Ego
- Ignorancia de su fuerza y debilidades
- Perfeccionismo
- Derrotismo
- Materialismo
- Dualismo
- Escapismo

<u>Remordimientos por errores pasados</u>

Sus remordimientos pasados son la razón prominente por la que no pueden lograr la paz interior. Necesitas entender una cosa, los remordimientos nunca cambiarán lo que ha pasado y hasta que hagas las paces y dejes ir tu pasado, nunca te prepararás lo suficiente para el presente. Aferrarse a tu pasado es una distracción que te inhabilitará de estar 100% presente en el proceso de decidir tu próxima acción; el miedo a que el pasado se repita es paralizante para el pensamiento sincero hacia adelante. Cuando aparezca tu pasado, sientes culpa por los errores que has cometido e incluso cosas que no hiciste, y tus acciones definitivamente serán guiadas por tu deseo de aliviar esa culpa. Debes recordar que ninguna acción o reacción será suficiente para absolverte de tu culpa pasada y nunca lograrás la paz interior si todavía sientes que debes ser castigado por tus pecados una y otra vez. Sentirse culpable por sus errores te obliga a quedarte atascado en tu pasado, y quieres desarrollar una actitud para aliviar los dolores de culpa, esto definitivamente te impedirá alcanzar la paz interior.

Ingratitud por las bendiciones que has logrado en este momento

La insatisfacción es uno de los problemas que obliga a la humanidad a la codicia. Este es un estado de esfuerzo continuo que siempre nos ciega a las bendiciones que tenemos y a las que somos capaces de tener. Queremos conseguir más, y hacer más, y en la búsqueda de conseguir más, nos metemos en problemas. Entre nuestras búsquedas para obtener más, podemos empezar a tener satisfacción y felicidad momentánea, pero tarde o temprano entramos en los modos de lucha y esfuerzo una vez más.

Ansiedad por los problemas que enfrentarás en el futuro

Vivir en el futuro es una pérdida total de tiempo precioso, y es similar a revolcarse en tu pasado porque no importa lo que hagas, no puedes reescribir lo que ha sucedido. Tampoco puedes dictar lo que nos depara el futuro. Preocuparse demasiado por lo que sucederá en el futuro sólo te hará desarrollar turbulencias dentro de ti mismo; consumirá toda tu mente, haciéndote sentir inquieto por ti mismo.

Tienes que darte cuenta de que tus pensamientos actuales determinan dónde estás ahora mismo. Usted puede seguir pensando que el socio adecuado vendrá cuando tenga dinero, o que será completamente feliz cuando esté saludable. Necesitas desviar tu energía y pensamientos al momento presente si quieres ser feliz porque nadie conoce el futuro.

Derrotismo

El derrotismo trae miedo a tu mente cada vez, y el miedo mismo es la mayor fuente de dolor y lucha porque se extiende tan profundamente en tu mente. El miedo puede ser primitivo en la naturaleza y cuando se apodera de tu mente subconsciente, se convierte en el sentimiento más difícil que puedes combatir. El miedo te impide alcanzar la felicidad de muchas maneras; tienes miedo de perder a alguien que amas, puedes tener miedo de la desaprobación, puedes tener miedo de perder oportunidades, o puedes tener miedo de no ser lo suficientemente bueno.

El miedo es fuerte, pero a menudo terminamos haciéndolo más fuerte y mucho peor. En el momento en que albergas miedo, quieres desarrollar resistencia y alejarlo y así puedes terminar agravando el dolor.

Resistencia

El desarrollo de la resistencia es una de las formas reactivas que tendemos a hacer frente a los desafíos; nos hace querer golpear la vida en la cara para vengarnos. En lugar de mirar críticamente una situación y tratarla de una manera madura, tendemos a reaccionar negativamente y esto aumenta nuestro conflicto interno. La resistencia a los desafíos puede manifestarse de varias maneras. Algunos de estos incluyen la procrastinación, la negación y la evitación. Discutir continuamente con las personas sobre problemas no graves y la sensación de estar abrumado son algunos de los síntomas de la resistencia.

Duda

La duda puede definirse simplemente como una ausencia de fe o confianza. Cuando no tienes fe absoluta en tus propias capacidades entonces definitivamente no estarás en paz contigo mismo. A menudo te puedes encontrar cuestionando cada movimiento que haces, por lo tanto, no tienes suficiente motivación para lidiar con cualquier situación. La duda siempre reducirá tu sentido de autoestima al alimentar tu mente con miedo y alimentar tu resistencia a todas las situaciones.

Ego

Tu ego es esa parte de ti que pone un velo en tu paz interior. Cuando estás demasiado lleno de ti mismo, crees que no necesitas ayuda de nadie. Una cosa que hace tu ego es recordarte tu estado de separación y por qué necesitas demostrar que eres mejor y más fuerte que todos los demás. Tu ego sigue siendo una de las fuentes de tristeza en tu vida; crea un conflicto de intereses contra los demás.

Cuando tengas paz interior, permanecerás en armonía con todos; te da una sensación de unidad y comenzarás a sentir el sentido de conexión entre tú y tu entorno, así como cualquier otra persona. Aunque puede ser difícil deshacerse de tu ego, puedes someterlo por el bien de lograr la paz interior. Necesitas concentrarte en tu yo superior y mejor en lugar de enfocarte en satisfacer tu ego. Tu ego siempre te exigirá muchas exigencias todos los días, y cuando permites que te influya, eventualmente perderás tu paz interior y felicidad.

Ignorancia de su fuerza y debilidades

Hay un aspecto de todos y cada uno de nosotros que es invisible pero bastante real, y este es el yo espiritual superior. Tu espíritu es la persona que realmente eres. Puedes seguir sintiéndote insatisfecho hasta que comiences a nutrir ese aspecto de tu vida que es invisible. Tu ser espiritual debe ser considerado como una fortaleza, por lo tanto, cuando se usa de una manera apropiada tiende a darte el impulso extra que necesitas para alcanzar tus metas y objetivos en la vida. Cuando aprendas a nutrir la parte divina de ti mismo, escucharás menos las expectativas del mundo y te concentrarás más en tu propio propósito.

Materialismo

El materialismo es la idea de que debes tenerlo todo (posesiones materiales). La búsqueda de tenerlo todo te obligará a hacer cualquier cosa para conseguir lo que quieres, tal vez incluso robando y matando. Cuando tienes un nuevo gadget o dispositivo, por ejemplo, definitivamente serás empujado a comprar el que será lanzado al año siguiente porque no quieres que tus amigos hagan bromas de ti por ser "viejo".

Dualismo

El dualismo es un tipo de vida que está tirando de uno en dos direcciones diferentes, y mantendrá su mente enredada en nudos. Es posible que desee mantenerse al día con los símbolos de estado que ha logrado y al mismo tiempo desea vivir más allá de sus posibilidades. La mayoría de las celebridades que adoramos hoy en día están viviendo vidas duales, en realidad están en bancarrota, pero siguen retratando una imagen de autosuficiencia.

Perfeccionismo

Cuando eres perfeccionista, no quieres dejar espacio para errores. El problema de ser perfeccionista es que nunca lograrás una paz interior porque no puedes manejar la crítica, por lo tanto, quieres que todo se haga perfectamente siempre. Ser perfeccionista no te ayudará a aprender cosas nuevas y crecer, por lo tanto, necesitas trabajar para alcanzar la madurez en lugar del perfeccionismo.

Derrotismo

El derrotismo también puede ser referido como pesimismo. Siempre tienes miedo de que algo salga mal y como tal no pones tu mejor esfuerzo para lograr tus objetivos y metas. El derrotismo te hará tener un bajo rendimiento, por lo que terminas logrando mucho menos de lo que realmente podrías tener.

Escapismo

Cuando tienes miedo de fracasar o de ser corregido, quieres escapar de la situación. No hay forma de que podamos huir de nuestros problemas, ya sean causados por usted o por otra persona. Debes tener en cuenta que eres el único que puede someter tus luchas personales, sin importar lo desalentadoras que parezcan.

CARACTERÍSTICAS POSITIVAS DE LA ATENCIÓN PLENA

El rápido ritmo de vida del mundo actual ha obligado a muchos a ser menos conscientes, pero cuando las características positivas de ser conscientes se consideran, definitivamente querrán aprender el acto de ser conscientes. La vida se trata de tomar decisiones y cada decisión que tomes eventualmente afectará la calidad de la vida que vives. La atención plena se puede describir mejor como una práctica medicinal mente-cuerpo. No tienes que vaciar tu cerebro y volverte religioso para ser consciente, se trata de técnicas simples que se practican todos los días. Estas son algunas de las características características de una persona consciente:

- Se centran sólo en el momento presente

Cuando siempre estás perdido en pensamientos sobre tu pasado y el futuro, es difícil enfocarte en lo que está sucediendo justo delante de ti. Cuando te concentres en lo que está sucediendo en este momento, te abrirán a las cosas positivas que se están desarrollando en este momento. También estarás abierto a cosas que podrían desarrollarse en el futuro, ya que no tendrías ideas preconcebidas negativas de cómo debe salir tu futuro porque quieres sacar el máximo provecho del presente.

- Siempre están plenamente presentes

¿Eres muy consciente de lo que sientes en el momento presente? ¡Necesitas entender que puedes tener un futuro más brillante cuando te ocupas de las cosas que escuchas, sientes, ves y haces ahora mismo!

- Siempre están abiertos a nuevas experiencias

En lugar de cerrar sus sentimientos y experiencias debido a sus incapacidades para manejarlos, las personas que son de mente abierta están dispuestas a aprender y experimentar cosas nuevas. No se aferran a creencias viejas e ineficaces. En cambio, están abiertos a pensamientos y sentimientos que pueden surgir naturalmente porque saben que tales sentimientos son meras sensaciones momentáneas y pueden cambiar en cualquier momento. Las personas que son conscientes de nuevos pensamientos creen que nuevas experiencias evolucionarán con el tiempo y proporcionarán una solución duradera a sus problemas.

- No son judiciales

Ser consciente significa que eres lento para juzgarte y condenarte a ti mismo o a los demás por lo que son o en lo que creen. Ser consciente significa que no categorizas tus pensamientos como malos o buenos hasta que te veas obligado a actuar sobre ellos. Usted necesita entender que todos los sentimientos sirven para un propósito, ya sea para protegerlo o incitarlo a tomar medidas instantáneas que producirán un resultado positivo. Cuando eres consciente, aceptas situaciones conscientes y no irracionalmente. Ser consciente también significa que debes estar dispuesto a extender una actitud no juiciosa a los demás también.

- Aceptar cosas y situaciones tal como son

Cuando eres consciente, aceptas diferentes situaciones más fácilmente. Cuando eres consciente, no fuerzas tu propia visión y creencias en realidad, de la misma manera, no sientes que eres una víctima de las circunstancias, y no lamentas los desafíos como injusticia que la vida te lanza. Más bien, ves la realidad como es y toleras lo que puedes antes de que tu visión finalmente encaja en las realidades actuales. Las personas conscientes siempre son capaces de manejar diferentes situaciones que se alertan porque han aprendido a usar enfoques de razonamiento y sentido común.

- Están conectados con las personas y su entorno

Las personas que son conscientes rara vez están involucradas en conflictos y peleas con otras personas. Reflejan la paz dondequiera que vayan y no reaccionan bruscamente a lo que la gente dice o piensa de ellos. Cuando estás conectado a tus experiencias, ya no te sientes necesitado como personas que no son conscientes de sí mismas o de su situación.

- No tienen apego a las fechorías de otras personas

Las personas conscientes no se aferran a hechos y experiencias negativas porque son conscientes del hecho de que la vida es un flujo continuo. Las personas tienen un fuerte apego a las pasadas de los demás cuando tienen miedo o cuando son necesitadas; sin embargo, las personas conscientes tienen la confianza de que pueden adaptarse a cualquier situación.

- Son optimistas

La gente consciente cree que cuando se cierre la puerta de una oportunidad, otra se abrirá. Son compasivos con los demás y siempre tienen paz radiante en ellos.

- Son compasivos

Las personas conscientes son amables con los demás; aman a las personas por lo que son y están listos para ayudarlos cuando lo necesitan.

LA PRIMERA FASE DE SER CONSCIENTE (10 ENFOQUES PRACTICAS PARA SER CONSCIENTE)

Cuando comiences a introducir el acto de atención plena en tu vida sometiendo deliberadamente tu mente y mente subconsciente a pensamientos positivos deliberados a través de prácticas simples de meditación, entonces comenzarás a presenciar una transformación positiva en tu vida. Desarrollar una mente observadora se puede realizar de varias maneras, pero comienza con pasos simples como ver sus experiencias diarias, incluyendo lo que siente dentro y alrededor de usted, y luego notar cuidadosamente su respuesta automática antes de redirigir su atención a su momento presente.

Cuando seas consciente de los enemigos de tu paz interior, entonces comenzarás a aprender cómo hacer esfuerzos conscientes para deshacerte de ellos. necesitas superar tus luchas desde dentro y ver como tu mundo comienza a dar la vuelta positivamente.

Antes de profundizar en los actos de atención plena, hay algunas prácticas con las que debe comenzar para completar el proceso de ser consciente con facilidad. Estos son los primeros 10 procedimientos a seguir:

#1 Abraza a tus enemigos mentalmente (reconociendo tu situación actual).

Reconocer vuestras situaciones actuales y las emociones que las acompañan es el primer paso para ser conscientes y lograr la tranquilidad interna. Asegúrate de dar la bienvenida a tu situación actual de comportamiento inconsciente en tu conciencia consciente y escucha lo que esas creencias tienen que decirte.

#2 Lookout para el intercambio

Debe haber algo que te obligue a volver a experimentar los dolores de tu actitud despreocupada. Tienes que aprender de lo que te somete al dolor y reducir tus poderes de rechazarlos. Tus creencias y emociones deberían protegerte en lugar de infligir dolor sobre ti, pero cuando la amenaza percibida es simplemente imaginaria, sigues sometiéndote a un dolor indebido. Lo que obtienes de sentimientos repetidos puede ser oportunidades de crecimiento; por lo tanto, debe identificar la causa imaginaria de su infelicidad.

#3 Siente los dolores tanto como sea posible

Cada vez que note el sentimiento de lucha, haga una pausa por un momento y preste atención a los sentimientos que pasan a través de usted. Asegúrate de seguir las reacciones físicas que estás experimentando, y siente el dolor y el estrés tanto como sea posible. Notarás que cuanto más te sumerjas en el dolor menos luchas con él. Necesitas entender que los sentimientos son siempre como olas, muy fuertes al principio, y luego subvencionar durante un período de tiempo.

#4 Simplificar su rutina

La mayoría de las veces ejercemos resistencia contra situaciones desagradables del pasado lo hacemos debido a demasiados compromisos, pero cuando aprendemos a despejar un poco de desorden desde dentro y sin empezar a experimentar más paz interior. Aprende a dividir tu horario en unidades más sencillas.

#5 Practicar más satisfacción

Nunca puedes llegar a ser consciente y alcanzar la felicidad interior cuando no estás agradecido por lo que tienes en la actualidad. La alegría que necesitas está a tu alrededor. Todo lo que tienes que hacer es hacer una pausa por un momento y mirar la vida con apertura y curiosidad y lograrás la transformación que siempre has deseado. Las luchas que está experimentando ahora son el resultado del comportamiento habitual, las emociones y las creencias que ha albergado en su corazón durante mucho tiempo. Cuanto más liberes estas creencias de tu mente, más ligero se volverá tu corazón. ¡Aprecia las pequeñas cosas y momentos que tienes ahora!

#6 Aprender a priorizar la paz sobre el rendimiento

Aprende a poner cualquier tarea o acción que traiga más alegría y felicidad a tu mente por delante de aquellos que te obliguen a medir tu desempeño. Cuando siempre estás midiendo el rendimiento, es posible que nunca consigas la paz interior porque quieres rendir mejor siempre, y eso eventualmente te estresará. Con la paz interior estarás motivado para rendir mucho mejor, pero sin el estrés y la ansiedad, serás propenso a menos errores.

#7 Aprender a aceptar lo inevitable e inmutable

Una de las mejores maneras posibles de lograr la felicidad interior y un estado de atención plena es aceptarse a sí mismo por lo que eres. Eso no significa que debas seguir con viejos malos hábitos, simplemente significa que debes aceptar lo que tienes poco o ningún poder, y aprender a lidiar con ellos. No te preocupes por tu apariencia, altura, peso y otros atributos físicos. Más bien deberías aprender a usar lo que te convenga y hacer lo que te hace sentir bien. Aprende a mantener amigos que te hagan sentir bien.

#8 Practicar el acto de asertividad

Al igual que cualquier otro hábito que debes aprender, en la primera fase de ser consciente necesitas practicar el acto de ser asertivo. Con la afirmación, poco a poco se vuelve disciplinado. Usted tiene derecho a sus propias opiniones como cualquier otra persona. Ser asertivo no significa que pongas tus necesidades por delante de las necesidades de los demás, si lo haces entonces eres agresivo. Asertividad significa que usted apunta a una situación de "ganar-ganar" para una resolución amistosa.

#9 Ver sus fracasos temporales como curvas de aprendizaje

Aprende a resistir la culpa porque te roba la paz interior cada vez que aparece. La culpa es una emoción tóxica que te motivará injustamente; por lo tanto, usted debe desafiar las razones de su culpabilidad. Debes tener en cuenta que todo el mundo falla en un momento u otro, pero debes adoptar el concepto de tener una actitud saludable hacia cada fracaso porque te hace abierto a aprender de él. Aprender siempre a desafiar a aquellos "debe tener" y "musts", y reemplazarlos con "podría tener"; esto le ayudará a vivir su vida en sus propios términos.

#10 Practicar las autoafirmaciones todos los días

Una manera perfecta de animarse a alcanzar la paz mental interior es practicar autoafirmaciones positivas. Puede escribir estas afirmaciones y leerlas en voz alta frente a un espejo a diario. Una afirmación positiva que debe saque sin duda es: "No importa lo que venga a mi camino, seguramente encontraré una manera de pasar". Las autoafirmaciones deben practicarse en cualquier oportunidad, ya sea que esté de descanso, durante sus momentos de silencio, al hacer ejercicio o cuando simplemente está caminando en un parque. Las autoafirmaciones tienen un efecto positivo en tu mente y cuerpo y es la manera perfecta de comenzar a alcanzar la paz interior.

LA SEGUNDA FASE DE SER CONSCIENTE (10 PASOS PRACTICAS PARA SER MINDFUL)

La segunda fase de ser consciente te introduce en los pasos prácticos que harán que tus prácticas de atención plena sean aún más fuertes. El secreto del éxito de las prácticas de atención plena en esta etapa es la consistencia. Es necesario practicar los pasos con frecuencia con el fin de lograr los mejores resultados posibles.

#11: Practicar técnicas de respiración consciente

Las prácticas respiratorias conscientes te ayudan a tomar el control de tus emociones cuando surgen esos sentimientos de culpa del pasado. Usted puede practicar estos ejercicios mientras está de pie o sentado, y es ideal para encontrar un lugar tranquilo y adecuado. Todo lo que necesitas hacer es permanecer quieto y concentrarte en controlar tu respiración durante el ejercicio.

Comience el proceso respirando y respirando lentamente (este es un ciclo, y debe durar alrededor de 6 segundos). Asegúrese de respirar a través de la nariz y luego exhalar a través de la boca, y deje que su respiración fluya dentro y fuera sin esfuerzo. Tómate un descanso y luego suelta tus pensamientos durante aproximadamente un minuto; estas incluyen las cosas que desea hacer más tarde en el día o los proyectos abandonados que necesita para volver a, y luego permanecer quieto durante otros 60 segundos.

Trate de observar a propósito su patrón de respiración y enfocar sus sentidos a lo largo de los caminos a través de los cuales su aliento entra en su cuerpo mientras le llena de vida y energía, a continuación, ver suavemente como el aire funciona su camino hacia arriba y fuera de su boca, con su energía Disipación. Con el aire que sale de tu cuerpo comienzas a sentir algún alivio de la culpa del dolor y la presión que has estado experimentando durante un tiempo. Con esta técnica podrás introducirte en el acto de meditación. Si te gusta practicar estos 3 minutos de ejercicio calmante, ¿por qué no repetirlo dos o tres veces para lograr un resultado aún mejor?

#12 practicar la observación consciente

Una vez que haya dominado el acto de respiración consciente, su siguiente paso es practicar técnicas de observación consciente. Este ejercicio es bastante simple, pero sigue siendo poderoso para ayudarle a lograr la paz interior. Esta práctica está diseñada para reconectarte con la belleza de tu entorno. Hemos detectado un problema desconocido.

Para practicar este ejercicio, simplemente elige un objeto natural de tu entorno inmediato y concéntrate en verlo durante unos 3 minutos. Los mejores objetos a considerar para esta práctica son insectos, plantas, la luna o nubes. Durante este ejercicio, asegúrate de centrarte en nada más, excepto en el objeto que estás observando, y relájate en una concentración armoniosa. Concéntrate en el objeto como si lo estuvieras mirando por primera vez y observa cada movimiento y detalle. Asegúrate de permitir que tu mente sea consumida por el flujo de energía del objeto y su papel en el mundo natural. Esta práctica devolverá gradualmente su poder de concentración y su capacidad de vivir en el momento sin preocuparse por su pasado y el futuro, eventualmente ayuda a restaurar su flujo de felicidad.

#13 Practicar la conciencia consciente

Las prácticas de conciencia consciente están diseñadas para ayudarte a cultivar el hábito de una mayor conciencia y la apreciación de las tareas diarias y los resultados que obtienes de tales tareas.

Para realizar este ejercicio simplemente piensa en algo que sucede más de una vez al día, sobre todo una cosa que a menudo das por sentado (por ejemplo, abrir la puerta), y en el mismo momento tienes la mano en la perilla de la puerta para abrir la puerta, simplemente deténgase un momento y tenga en cuenta dónde está, cómo se siente en ese momento y a dónde le llevará la puerta. Del mismo modo, considere cómo aprendió a operar una computadora y aprecie cómo puede comprender las formas de usar la computadora.

Cada vez que tengas un pensamiento negativo, este ejercicio te ayudará a hacer una pausa y luego etiquetar el pensamiento como negativo y poco útil, por lo que puedes eliminarlo rápidamente antes de que profundice en tus pensamientos. Cuando estés agradecido por las pequeñas cosas como la comida que preparas y compartes con familiares y amigos, definitivamente aprenderás a entender los peligros de albergar pensamientos negativos en tu mente.

#14 Practique la escucha consciente

Ahora que ya estás aprendiendo el acto de observar y ser consciente, tu próxima actividad es practicar hábitos de escucha conscientes. Este ejercicio está diseñado para abrir los oídos y la mente a diferentes sonidos y de una manera no juiciosa. Debes recordar que tanto tu mente consciente como la subconsciente se ven afectadas positiva o negativamente por lo que ves y escuchas a diario, pero cuando practiques el acto de escuchar conscientemente, desarrollarás una conciencia neutral y presente que te permita escuchar el sonido sin ningún prejuicio o preconcepción.

Para practicar este paso de atención plena, simplemente selecciona una canción que nunca hayas escuchado antes; esto puede ser una canción de sus propias colecciones o simplemente puede encender la radio y escuchar algo nuevo. Cierra los ojos y ponte los auriculares. Asegúrate de resistirte a juzgar la música por su género cuando comience a reproducirse. En su lugar, usted debe permitir que su mente y cuerpo se sumerjan en el viaje durante la duración del sonido. Permita que su mente y cuerpo exploren cada aspecto de la pista. Simplemente suelte su posible aversión por la música mientras permite a su plena conciencia el permiso para bailar a lo largo de la melodía. La idea de este ejercicio es sólo escuchar y entrelazarse en la composición de la música mientras se libera de cualquier concepto crróneo del género. Si odias la música rap, por ejemplo, deberías probar una canción de rap para este ejercicio.

#15 Practicar la inmersión consciente

El propósito de la inmersión consciente es cultivar el hábito de la satisfacción en ti mismo. Sin satisfacción no se puede lograr una paz interior duradera. Con esta práctica podrás escapar de tu persistente esfuerzo con el que te encuentras al día a diario. En lugar de esperar ansiosamente para terminar su rutina diaria con el fin de que usted pueda pasar a otra cosa, usted aprenderá a realizar su rutina regular sin poner demasiado estrés en su cuerpo.

Un ejemplo de inmersión consciente es cuando limpias tu casa. Intente tanto como sea posible prestar atención a cada componente de la actividad. En lugar de continuar con esta actividad regular, ¿por qué no crear una experiencia completamente nueva a partir de ella al darse cuenta de cada aspecto de sus acciones y reacciones? Por ejemplo, siente el movimiento al aspirar el suelo, y siente la intensidad de los músculos que usas al lavar los platos y luego puedes determinar una manera mucho más efectiva de manejar esas tareas. Una de las ideas de la inmersión consciente es ser más creativo y luego descubrir nuevas experiencias dentro de tareas y rutinas familiares.

Con la inmersión consciente, no tendrías que trabajar constantemente y pensar en terminar las tareas, pero ahora te estás dando cuenta de cada paso y has comenzado a sumergirte completamente en cada pequeño progreso realizado, por lo tanto, podrás llevar cada actividad más allá de la rutina regular al alinearse emocional y físicamente con ella. Cuando domines el acto de conciencia consciente, disfrutarás de cada actividad.

#16 Practicar el acto de apreciación consciente

Esta es la práctica de reconocer cosas que haces todos los días que pasan desapercibidas o no apreciadas. Para realizar este ejercicio, simplemente escoja 5 cosas o personas y con la ayuda de un bloc de notas, escriba estos 5 objetos o personas.

El propósito de practicar este paso de atención plena es dar gracias y apreciar las cosas que usted puede haber pensado que eran insignificantes en su vida. Estas deben ser cosas o personas que apoyan su existencia, pero rara vez son apreciadas. La mayoría de las veces no apreciamos ciertas cosas o personas porque nos dejamos llevar por los deseos de lograr cosas más grandes. Cuando aprendes a apreciar la ropa que proporciona calidez para tu cuerpo, las flores que te hacen sonreír por la mañana, los padres que te envían dinero a la escuela, y la nariz que te ayuda a oler el aire fresco, eventualmente te volverás consciente de todo lo que te importa.

LA FASE FINAL DE SER MINDFUL (5 MANERAS PRÁCTICAS DE TOMAR EL CONTROL DE TU MIND Y LOGRAR LA PAZ INTERIOR)

La fase final de las prácticas de atención plena implica el uso de poderosas técnicas de cambio de mente como la visualización, la meditación, la autoafirmación, la hipnosis y las prácticas de higiene saludables.

#17 Practicar el acto de visualización consciente

En pocas palabras, la visualización es el proceso de crear imágenes positivas en su mente. Se ha demostrado que la visualización es eficaz para enseñar a los seres humanos a ser conscientes porque las imágenes que creamos y transmitimos a diario determinan lo que influye en nuestras decisiones a diario. El propósito principal de la visualización es crear poder mental forzando las imágenes de lo que quieres en tu mente subconsciente. La visualización se basa en el ensayo mental, y trae esas cosas que no eres consciente a tu conciencia.

Con las técnicas de visualización vivirás y sentirás como si te estuviera sucediendo en este momento, y con la práctica continua, eventualmente te desharás de los pensamientos negativos de tu mente. La visualización aumenta tu autoestima y no tienes que vivir dentro de la culpa de tu pasado. Para practicar las técnicas de visualización, imagínate teniendo ese trabajo de ensueño que siempre deseaste y en tu oficina dando instrucciones a tus subordinados, luego recuerda los pasos que necesitas tomar para llegar a esa posición y empezar a tomar activamente Pasos.

Cuanto más tienes la imagen y los pensamientos de positividad en tu mente, más empiezas a presenciar una transformación positiva desde dentro de tu mente subconsciente porque todos esos pensamientos negativos han sido reemplazados por positivos. Este es el punto donde regresa tu paz interior y tu felicidad.

#18 Practicar técnicas de autoafirmación

Al igual que las técnicas de visualización, las autoafirmaciones también funcionan perfectamente para aumentar tu autoestima, ayudarte a ser consciente de tu situación y te hace alcanzar tu felicidad interior. Sus afirmaciones deben ser declaraciones positivas. Tienes que dejar de hacerte preguntas negativas como, "¿qué pasará si fallo en esta entrevista de trabajo?" El motivo principal detrás de las afirmaciones es atraer lo que quieres - por ejemplo, siempre traer a la memoria esas cosas positivas que lograste a través de tus fortalezas. Deja de hacer uso de afirmaciones negativas como "Hoy soy demasiado débil" o "Estoy tan nervioso". Siempre ten en cuenta que cometer un error no es el fin del mundo, por lo tanto, deberías decir cosas positivas a ti mismo como, "Estoy consiguiendo el trabajo hoy" y "Tengo una gran idea que voy a implementar este año".

Recuerden, las afirmaciones positivas están siempre en tiempos presentes y futuros; no deben incluir tiempos pasados. Siempre haz que tus afirmaciones sean cortas y simples para que sean más fáciles de recordar.

#19 Practicar la meditación guiada

La meditación guiada es una de las formas más antiguas y tradicionales de traer de vuelta tu mente errante. Te ayuda a retener el enfoque y también aumentar tu memoria. La meditación es bastante sobrenatural porque cura tu mente y tu alma mientras enfatiza tu fuerza psicológica. La meditación guiada se puede realizar mientras está de pie, sentado o en cualquier posición que sea conveniente para usted.

Para practicar la meditación guiada, equilibra tu cuerpo sobre una superficie plana (puedes extender una estera en el suelo antes de sentarte sobre ella), luego asegúrate de prestar atención a tus hombros, caja torácica, vientre y tu pecho. No te obligues a controlar tu respiración, sino que simplemente centra tu atención. Si tu mente está vagando mientras meditas, simplemente cambia tu enfoque de nuevo a tu respiración, y luego mantén tu práctica de meditación durante unos 5 minutos. Deténgase y practíquelo una vez más.

Al meditar, concéntrate en resolver un problema simple a la vez, entonces puedes concentrarte en resolver problemas más grandes a medida que avanzas en tu meditación.

#20 Practicar una higiene saludable

Sentirse bien y feliz comienza por cómo se trata a sí mismo a diario. Si usted no ha estado cuidando de su cuerpo en un tiempo este es el tiempo que necesita para hacerlo. Tener paz interior tiene que ver con cómo te ves en tu exterior y dentro y definitivamente puedes mejorar tu actitud mejorando tu cuerpo.

Asegúrese de usar hilo dental al menos dos veces por semana y cepíllese los dientes dos veces al día. Asegúrate de usar ropa limpia y ponte una fragancia de buen olor. Asegúrate de ordenar tu hogar y hazle saber a la gente que tu vida se está transformando positivamente. Usted debe probar ejercicios de bajo impacto que son placenteros, por ejemplo, la natación, el ciclismo y el uso de una cinta de correr puede ayudarle a tonificar sus músculos y verse más en forma. Cuantos más resultados consigas de estos ejercicios, más feliz serás, y definitivamente querrás lograr más.

MANERAS DE MANTENER TU ATENCIÓN PLENA EN MEDIO DE LAS NEGATIVIDADES

Ahora que sabes lo que se necesita para ser consciente y feliz debes hacer lo que sea necesario para conservar tus nuevos hábitos y tranquilidad interior. Estas son las cosas que debe hacer para asegurarse de mantener su hábito consciente:

#1 Sigue practicando el acto de atención plena hasta que se convierta en parte de tu rutina natural.

Ahora que eres consciente de las técnicas simples que pueden ayudarte a ser más consciente y feliz, necesitas hacer que estas técnicas sean más relevantes para tu vida cotidiana aplicándolas a todo lo que haces. En un corto período de tiempo comenzarán a influir en sus acciones.

#2 Sé realista con ser consciente

Debes ser consciente de que las personas negativas siempre estarán ahí para influir en tu comportamiento, pero cuanto más les hagas darse cuenta de que no cambiarás tu felicidad por sus intereses, más empezarán a respetarte. No te impongas exigencias falsas porque quieres ser feliz.

#3 No seas tan duro contigo mismo

Necesitas establecer un objetivo para ti mismo durante un tiempo específico que deseas recuperar tu mentalidad positiva; sin embargo, no debe forzarse a través del proceso de recuperar su atención plena. Deja que las cosas funcionen naturalmente y eventualmente se convertirán en parte de tu estilo de vida.

#4 Dar espacio para errores y desafíos

Ser consciente no es algo que puedas lograr en un solo día. Tienes que seguir practicándolo. A veces puede ser difícil olvidarse de ciertas experiencias, pero la buena noticia es que puedes cambiar tu mente subconsciente para aceptar lo que quieres, por lo tanto, necesitas seguir haciendo lo que estás haciendo para lograr el mejor resultado.

#5 Desarrollar la actitud de amarte a ti mismo y a las personas que te rodean

No puedes ser consciente y alcanzar la paz interior y la felicidad si no aprendes a vivir en paz con todos. Cuando aprendas a abrazar tu futuro sin miedo y te mantengas optimista, naturalmente te atraerás por personas que eventualmente te ayudarán a alcanzar tus sueños. Necesitas aprender cómo funciona tu mente, y entonces puedes enfocar tu atención en controlarla de tal manera que no se aleje de csas cosas que te dan felicidad y tranquilidad.

#6 Recompénsese

No hay problema en recompensarse a sí mismo cuando se avanzan con su nuevo estilo de vida en lo que respecta a lograr la paz interior. Recompensarse por nuevos logros servirá como motivación y le recordará la importancia de ser consciente y lograr una paz interior. La paz interior te ayuda a lograr cosas más positivas que normalmente no lograrías, porque el pensamiento negativo nunca te permitirá avanzar.

#7 Hazte amigo de ti mismo

A medida que comienzas a aprender más sobre ti mismo a través de la atención plena, es ideal que te acerques a tu nuevo estilo de vida de una manera amistosa y no con críticas. Cuando aprendas a abrazar sentimientos difíciles, aprenderás a amarte a ti mismo, y cuando te ames a ti mismo, irradiarás amor a las personas que te rodean.

#8 Practica siempre tu meditación guiada

Todos los que practica la meditación descubren algo nuevo, y por esta razón, es importante continuar la meditación guiada para dirigirte a un nuevo camino.

#9 Encontrar una comunidad de personas que practican actividades de atención plena

Siempre encontrarás una comunidad de personas que comparten la misma pasión que tú para lograr la paz interior a través de actos conscientes. Tienes que buscar y unirte a esa comunidad y aprender de ellos. A través de las historias inspiradoras de otros encontrarás motivación para lograr tus propios sueños.

#10 Comprométete siempre

No solo diga: "Practicaré estos pasos en algunos días", sino que asegúrese de que está comprometido con las prácticas resaltadas en este libro para lograr el mejor resultado posible.

Conclusión

Aunque la ansiedad no es una solución fácil, hay una manera de superarla. Al echar un vistazo a la imagen general de su vida y cómo encaja en la vida de todos los demás, esto ayuda a que su perspectiva se vuelva un poco más apropiada. Al aprender que esta es una cuestión de la mente sobre la materia, incluso si también es física, usted permite que su mente se convierta en la clave para superar sus luchas. Practique palabras de afirmación y declare verbalmente que tendrá éxito. Cuando lo peor viene a peor, aprende a reírnos de la naturaleza irónica que la vida nos puede dar. Encuentra maneras de desafiar tus preocupaciones hipotéticas y reírte de ellas cuando veas la ridícula imagen que pintan en tu mente. Recuerda que todo pasa con el tiempo, como cualquier ataque. Sepa que la única manera de superar la ansiedad misma es enfrentándola. Nunca lo hagas, sólo ve a través de él.

Cuando observas las elecciones y el estilo de vida que haces por ti mismo, puedes darte cuenta de que estás escogiendo tu propio veneno y que las alternativas pueden ser una opción necesaria cuando se trata de eliminar oportunidades para que la ansiedad exista. Al elegir un estilo de vida más saludable, también está eligiendo un estado mental más saludable. Deténgase cuando sus pensamientos tienden a vagar.

Al aprender los ejercicios físicos y mentales, también has aprendido a hacerte cargo de lo que sucede mental y físicamente en tu cuerpo cuando la ansiedad está presente. Aunque te sientas nervioso fuera de control, tienes un mejor concepto de lo que tienes control sobre. La ansiedad nunca tendrá una cura, pero siempre tendrás una opción. Al despojar la sensación corporal de miedo que la ansiedad te presenta, puedes permitir que la energía nerviosa te emocione como una alternativa y te empuje a hacer cosas nuevas y desafiantes.

Tal vez, si usted tenía demasiado miedo de intentar algunos de los pasos que se esbozaron, recuerde cortarse un poco de holgura y recuerde que la ansiedad sigue siendo física y puede ser más en otras personas. Cuando se afirma que es una mente sobre el asunto de la materia, puede que no sea la misma historia para todos. La ansiedad sigue siendo una afección y algunas personas necesitan ayuda adicional al enfrentarla y luchar contra ella. Habla con el médico acerca de tus dificultades y puede darte algo para ayudar te a reducir físicamente los niveles de ansiedad para que puedas tener más control mental sobre tus dificultades. Si ese es el caso, se reta a volver a intentar los pasos descritos en este libro. Sólo te empoderará aún más y te ayudará a iniciar un ciclo exitoso de logros en el intento de combatir tu ciclo negativo y ansioso con el que estás cansado de vivir.

Libro 3: Minimalismo

Guía Para Crear Una Vida Minimalista En 30 Días, Despeja Tu Mente, Tu Casa Y Tus Emociones

Por

Beatrice Anahata

Capítulo 1: Minimalismo

El verdadero minimalismo es muy diferente de lo que se ve en los medios de comunicación convencionales. Muchas personas están llevando estilos de vida "minimalistas" al extremo, eliminando todo lo que tienen de la imagen y viviendo con casi nada. En realidad, esto es a menudo una representación delirante de lo que realmente es el minimalismo. Estos escenarios a menudo llaman la atención por su valor de choque, y llevan a la gente a creer que un estilo de vida minimalista significa que usted vive una vida de falta y lucha. Después de todo, ¿cuán alegre puedes ser cuando no tienes nada que satisfacer tus necesidades diarias?

Si quieres ser un verdadero minimalista, primero debes entender exactamente qué es el minimalismo y lo que no lo es. Para hacerlo muy simple: el minimalismo significa llevar una vida por la que solo uses lo que necesitas de forma regular. Cualquier cosa y todo lo demás que ya no te sirve o te trae alegría es desechado o regalado, liberando así espacio en tu entorno físico, así como en tu psicológico. Para entender esta descripción en un nivel más profundo, exploraremos más a fondo el concepto de minimalismo.

¿Qué es el verdadero minimalismo?

Ser un verdadero minimalista significa que llevas una vida en la que ya no te aferras a cosas que ya no te sirven. Cuando miras alrededor de tu casa, ya no ves el desorden porque todo tiene un propósito y se usa regularmente. Cualquier cosa que ya no tenga un propósito se elimina de su vida, ya sea a través de la basura, la donación o las ventas. Ya no te pasas la vida recogiendo y acumulando "tesoros" en tu casa. En su lugar, vives libre del estilo de vida consumismo. Tu vida no se gasta en adquirir más cosas; se gasta disfrutando de la vida y haciendo lo que quieres cuando quieres, libre de cargas físicas. Liberas apegos emocionales a los objetos, y encuentras paz en la vida misma, en lugar de en objetos que demuestran ser obsoletos con el tiempo.

¿Cómo se beneficia?

Hay muchos beneficios importantes que surgen de vivir la vida como un minimalista. En primer lugar, cuando elimina el desorden innecesario de su hogar, tiene una acción altamente terapéutica en su mente. En este momento, mira alrededor de la habitación y observa cinco artículos diferentes que considerarías desordenados. Tómate un momento y piensa realmente en lo que estos objetos significan para ti. ¿Ya te traen alegría o felicidad? O, ¿simplemente te aferras a ellos porque estás demasiado orgulloso o demasiado perezoso para dejarlos ir, así que no haces nada en su lugar? El desorden que guardamos en nuestras casas nunca viene sin consecuencias. A menudo nos sentimos culpables por estos artículos. Es posible que tengamos remordimientos o culpas del comprador por no vivir bajo las circunstancias que una vez hicimos cuando el artículo entró en nuestra casa. Es posible que tengamos resentimiento hacia el tema por convertirnos siempre en una fuente de desorden y estrés, en lugar de simplemente desaparecer y dejar de estar presentes para causar este estrés. Deseamos que el artículo desaparezca porque la carga de tener que deshacerse de él significa que tendríamos que enfrentar emociones que no queremos enfrentar: culpa, desesperación y otras emociones difíciles. Sin embargo, cuando nos deshacemos de estos objetos, eliminamos estas emociones por completo.

Aparte de los beneficios emocionales y psicológicos de eliminar el desorden de nuestras vidas, también hay otros beneficios. Por ejemplo, cuando tiene menos pertenencias, resulta más fácil mantenerlas. Ya no pasas toda tu vida limpiando el desorden, porque el desorden deja de existir en tu vida. Todo lo que posees tiene un propósito, y tiene su lugar para ser almacenado para que nunca estorbe. Hace la vida significativamente más fácil. Además, ya no tienes que pasar toda tu vida trabajando incansablemente para comprar cosas nuevas y mantener las cosas existentes. Usted no tiene gastos relacionados con la fijación de objetos rotos o la adquisición de nuevos, por lo que simplemente tiene que hacer lo suficiente para permitirse el lujo de vivir su vida cotidiana. Eres libre de hacer lo que quieras con tu tiempo libre, sin miedo a dejar atrás una casa llena de objetos que no sirven más que para atarte y llenar tu vida de estrés y miseria. Puede viajar, moverse y hacer prácticamente cualquier cosa que desee hacer sin ningún apego a las pertenencias que posee. Case, el viaje de treinta días hacia la adopción de un estilo de vida minimalista libre de desorden comienza con el paso más crucial de decidir llevar a cabo el cambio de imagen de estilo de vida más definitivo de la historia.

Para muchos, un estilo de vida minimalista denota un aguilucho de vuelta a los tiempos de nuestros ancestros cavernícolas con poco o ningún acceso a todas las comodidades modernas que hacen que la vida valga la pena vivir. Sin embargo, los que entienden las implicaciones reales de un estilo de vida minimalista se dan cuenta de que su premisa básica es que tienes un exceso de lo que necesitas para llevar una vida feliz y satisfactoria y anhelando descuidadamente después de lo que no tienes y no necesitas, invitas ansiedad e infelicidad innecesarias.

Antes de que incluso comience a dar pasos concretos hacia la adopción de un estilo de vida minimalista, debe tener una comprensión clara de lo que no es. No significa necesariamente dar la espalda a cada semblanza de la forma de vida moderna. Puedes llevar una vida libre de desorden sin tener que hacer sacrificios aparentemente espantosos.

Sin embargo, necesitas cambiar radicalmente tu mentalidad en la medida en que empiezas a valorarte por encima de las cosas materiales, la adquisición de las cuales hasta ahora habías hecho la razón de ser de tu existencia. Puede hacerlo al pensar en los beneficios de llevar una vida minimalista libre de desorden-

El despejar te libera

Una vez que comience a deshacerse del número sustancial de posesiones materiales que ha estado abarrotando en varias partes de su hogar, se sentirá mucho más ligero y más libre. Para uno habrá más espacio en tu hogar, permitiéndote una mayor libertad, tanto en términos de poder moverte más fácilmente y ya no tener que ocuparte de tantas cosas.

El sentido de la libertad no sólo será físico, sino también mental, ya que estarás libre del equipaje del pasado, lo que te permitirá centrarte en lo que te importa ahora. Por poner un ejemplo extremo, si aún acaparas los juguetes con los que jugaste cuando eras niño, ¿no te sentirías mucho mejor si los regalas a los hijos de alguien que podría necesitarlos? ¡Es poco probable que vuelvas a usar esos juguetes!

Le ayuda a encontrar el enfoque

Tener demasiadas posesiones aburre tu enfoque. Por un lado, toda la propiedad necesita ser atendidos, y en muchos casos donde usted ha comprado cosas a crédito, hay el estrés adicional de tener que pagar por ella. ¿No es mucho mejor deshacerse de las facturas de un solo golpe y en su lugar centrarse en las cosas más importantes en la vida como construir relaciones? En lugar de pagar la cuota mensual para el lujoso auto deportivo, tal vez podría usar el dinero para la educación de sus hijos.

Ahorre dinero para las cosas importantes de la vida

En lugar de derrocar una posesión que no añade valor real a tu vida, vivir una vida con menos gastos podrías hacer dos cosas al mismo tiempo. Uno reduce su dependencia del dinero, y dos, deshacerse de la deuda de la sociedad estadounidense.

Imagina una vida en la que gastes todo lo que sea necesario para salir adelante y no pasar la mayor parte de tus horas de vida tratando de hacer lo suficiente para financiar tu estilo de vida despilfarrador. ¿Qué sentido tiene eso?

Vives mejor

Un estilo de vida minimalista exige muy poco su tiempo, y la sensación de libertad y ligereza que le proporciona le hace más saludable. Por lo tanto, se llega a vivir una vida contenta, precisamente la forma en que quiere ser.

Por ejemplo, usted puede estar viviendo una vida minimalista con el mínimo de posesiones, una carga de trabajo relativamente pequeña y un montón de tiempo para pasar con su familia. La cosa acerca de este estilo de vida es que es una opción basada en uno. Puedes hacer tu vida tan minimalista como quieras. No hay coacción involucrada.

Lo importante es que con todo el desorden físico y mental perdido de tu vida, disfrutarás de una mejor salud y tendrás más energía para vivir tu vida al máximo. Es precisamente por esta razón que el minimalismo está creciendo en popularidad cada día. Cada vez más personas se dan cuenta de que esta forma de vivir es la mejor. Le permite vivir la vida de la manera en que está destinado a ser de la manera más simple pero increíblemente eficaz. Te muestra un nuevo paradigma de hacer tu existencia diaria, la correcta.

Ir al grano

Adoptar un estilo de vida minimalista es definitivamente un salto de fe, pero si usted ha decidido que tiene sentido para usted tener uno, nada se puede ganar por o posponer lo inevitable. Sin embargo, puedes hacer esto es una manera que te hace sentir cómodo, ya que toda la idea detrás de llevar una vida minimalista es eliminar el estrés y no crearla.

Lo que puedes hacer para sentirte mejor con todo el proceso es hacerlo en conjunto con otros que se inclinan a adoptar el estilo de vida minimalista y libre de desorden. Podría ser miembros cercanos o incluso distantes de su familia, amigos y colegas. Podrías reunirte y comenzar un concurso de treinta días sobre quién se deshace de la mayor cantidad de desorden en el día a día durante un período de treinta días, al final del cual se puede decidir un ganador sobre la base de quién es más exitoso en deshacerse de la mayoría de las cosas.

El juego podría fácilmente hacerse más interesante haciendo que la tasa de deshacerse de las posesiones no deseadas sea progresiva. Por ejemplo, el primer día que podría comenzar con un artículo, el segundo día con dos cosas, el tercer día con tres artículos y así sucesivamente hasta el trigésimo día cuando cada uno de ustedes tendrá que deshacerse de un total de treinta artículos!

Como se puede imaginar el juego podría ser bastante fácil inicialmente, pero pronto se volverá cada vez más difícil de jugar. Piense en lo que puede deshacerse de, ropa, muebles, piezas de decoración, equipos electrónicos, utensilios de cocina, libros antiguos, calzado, botellas, latas y mucho más. Podrías donar, vender o tirar las cosas adicionales que se encuentran en casa, pero la idea es mantener el horario.

A medida que avanzas a través de los días, te darás cuenta de cuántas cosas innecesarias habías estado sosteniendo y cómo con cada disposición de alguna manera te sientes un poco más ligero y más libre. Habrá entre vosotros quienes serán muy repugnantes para soltar algunas de las cosas, pero eventualmente verán la sabiduría para eliminar el pasado de madera muerta. Algunos de ustedes no podrán soportar la sensación de pérdida o separación y pueden abandonar el concurso, mucho antes de que llegue a una conclusión.

Para cuando llegues al final de treinta días, probablemente no sólo te habrás acostumbrado a vivir con muchas menos posesiones que antes, sino que en realidad has visto que no era tan difícil como habías imaginado que sería. No sólo que habrías comenzado a experimentar los beneficios de llevar una vida minimalista. Si alguno de tus compañeros también lo hace, te sentirás entusiasmado con su compañía y si no lo han hecho, puedes agradecerles por darle su mejor oportunidad y ayudarte en tu viaje hacia un nuevo estilo de vida más satisfactorio. Por lo que sabes, podrían reconsiderar su decisión de abandonar el campo y regresar al redil algún día.

El despejar su vida, por supuesto, es mucho más que deshacerse de algunas posesiones extrañas. Tiene mucho más para deshacerse de todo el paradigma del enfoque avaro- materialista-perenne-crecimiento de la vida. Un enfoque que te haría perseguir para siempre la quimera del éxito mundano sin permitir te detengas para reflexionar sobre lo que realmente quieres de la vida.

<u>Treinta días para prepararse</u>

Un estilo de vida minimalista no se trata sólo de deshacerse de las posesiones materiales. Tiene que ver mucho más con dejar ir mentalmente su apego a un estilo de vida completamente materialista. Lo más probable es que le resulte más difícil manejar el segundo en lugar del primero, especialmente en los primeros treinta días de su intento de cambio de imagen. Es por eso que tendrá que someterse a este proceso un día a la vez. A continuación, se muestra un plan de acción de treinta días que le permite probar las aguas y facilitar en un estilo de vida minimalista libre de desorden

1. no vayas a internet- Hemos empezado a vivir nuestras vidas más en el mundo virtual que en el mundo real gracias a la revolución tecnológica. Si es posible, esto ha hecho que nuestras vidas estén aún más desconectadas con lo que es verdaderamente importante para nosotros. El término realidad virtual es un sorteo en el que no es real. ¿Cómo puede algo que no es real, proporcionarnos una felicidad duradera?

Trate de desconectarse por completo por un día y tener una sensación de un tipo diferente de libertad, donde no se le bombardea con información sobre los efectos en los rincones más lejanos del mundo materialista. ¿Tampoco sientes la presión de mantenerte al día con tus cientos posiblemente miles de amigos de Facebook que realmente no deberían significar nada para ti?

En su lugar, podrías intentar reunirte con tus verdaderos amigos que sabes que siempre te apoyarían. ¡Concéntrate en disfrutar de la comida que estás comiendo, en lugar de tomarla con tu smartphone y publicar una foto para que te guste en las redes sociales!

2. Reducir su dependencia digital- Ahora que tiene una idea justa sobre las ventajas de pasar más de su tiempo en el mundo real que en el digital scguir adelante y reducir su dependencia de este último. Uno se da cuenta de que es posible que no pueda salir inmediatamente de la red, pero puede restringir su acceso a ella.

Puede hacerlo comprobando sus correos electrónicos, mensajes de texto y mensajes de redes sociales solo una vez al día. Detenga simultáneamente la publicación en las redes sociales, si no desactiva las cuentas. No guardes varios dispositivos que te mantengan conectado a Internet. En lugar de hacer la mayoría de tus compras en línea, comienza a visitar tiendas. Esto no sólo le permitirá ver y sentir, lo que está comprando, sino también interactuar y conectar se con el personal de ventas. Salir de la perniciosa torre de marfil digital hará de tu cuerpo y alma un mundo de bien.

3. haga meditación- Para que usted pueda alejarse de las atracciones de un mundo materialista, usted necesita ser capaz de conectar con sus propios pensamientos y sentimientos más íntimos y averiguar lo que realmente desea. Una forma profunda de hacerlo es tomando la meditación.

Se ha declarado repetidamente, y científicamente probado que la meditación tiene inmensos beneficios para la salud física y mental. Al calmarte, detiene el flujo de un montón de pensamientos extraños y adversos que pasan por tu mente y te permite tener una claridad rara sobre lo que realmente te importa. Esto le ayudará a entender cómo un estilo de vida minimalista le pone firmemente en el camino permanente hacia la paz, la tranquilidad y el progreso real.

4. Renunciar a cribbing- Todos hemos sido alimentados con una dieta constante para luchar por más de lo que tenemos y, de hecho, necesitamos. Lo que esto hace es programas para cunar y estar insatisfechos con lo que tenemos. ¿Qué tan enfermo es eso?

Tenemos que dejar de garabatear incesantemente y estar agradecidos por el gran don de la vida y apreciar cada momento de la misma. Terminar la necesidad de cuna no siempre es tan fácil como podría parecer, ya que estamos tan acostumbrados a exigir más y más y más. Una vez que salgas de este hábito, comenzarás a darte cuenta de lo verdaderamente bendecido que ya eres y en lugar de garabatear aprenderás a saborear lo que tienes.

5. Tome la lectura- La lectura ha tomado un asiento trasero en los tiempos de hoy en día lo que con innumerables opciones de entretenimiento disponibles en línea. Nada ejemplifica un estilo de vida minimalista mejor que leer. No hay nada ostentoso en la lectura, sin embargo, hay una gran cantidad de conocimientos que se adquieren aquí.

Pasa tiempo aprendiendo la sabiduría del mundo leyendo en lugar de derrocar tu riqueza en aparatos y artilugios que probablemente no usarás la mitad del tiempo. La lectura, por otro lado, es barata, pero puede mantenerte absorto durante horas. Aunque es posible que no puedas seguir el día con los Jones al disfrutar de esta actividad, pero entonces tendrás que hacerlo porque te habrías encontrado.

6. Priorizar- Tómate un día entero para averiguar lo que quieres lograr realmente en la vida. ¿Es la búsqueda descuidada de una meta material tras otra o está haciendo lo mejor para su familia al asegurarse de que llevan una vida feliz, contenta y saludable?

Tienes que elegir entre anhelar incesantemente las metas materialistas que no añaden valor a tu vida o elegir un estilo de vida que te permita vivir tu vida a un nivel más profundo. ¿Quieres estar atormentado por enfermedades del estilo de vida o prefieres vivir una vida sencilla y robusta?

7. Hacer los compromisos correctos- Los compromisos que usted hace en la vida determinan cuánto está en sintonía con un estilo de vida minimalista. Si usted está comprometido a asistir a una fiesta cada fin de semana, puede olvidarse de adoptarlo. Por otro lado, si la reducción de la huella de carbono pesa sobre su mente, usted está en el camino correcto, en lo que respecta a la adopción de un estilo de vida minimalista.

8. Hacer un nuevo comienzo en las mañanas- A pesar de que un estilo de vida minimalista se trata de descomplicar su vida, requiere que usted introduzca un mínimo de disciplina a su vida. Comenzar tus mañanas con un ritual vigorizante como un paseo rápido, yoga o ir a correr te ayudaría a enfocar tus pensamientos y canalizar tu energía en una dirección positiva y fructífera.

9. Comer sensatamente- Alguien ha dicho con razón que somos lo que comemos y un estilo de vida minimalista le haría comer comidas simples y sensatas. No se espera que te deshagas de enfermedades de estilo de vida que inducen alimentos procesados, con alto contenido de azúcar y grasa.

Alimentos simples y nutritivos como cereales integrales, frutas y verduras frescas y pescado te mantendrán saludable y en forma. Además, no acabarás gastando una fortuna en ellos

10. Aprende a disfrutar de la soledad- Nadie te conoce mejor que tú. Pasa tiempo contigo mismo en soledad, y descubrirás que se necesita muy poco para ser feliz.

11. Dejar de desperdiciar- Nuestro estilo de vida consumismo moderno genera una cantidad terrible de alimentos desechados por desperdicios, botellas vacías, ropa que compramos y nunca usamos, basura electrónica y así sucesivamente. Tienes que empezar a optar por no participar y el momento es ahora.

12. Utilizar el transporte público- Ese hecho de que la mayoría de nosotros va en nuestros vehículos personales podría ser muy conveniente para nosotros, pero pone una tensión excesiva en los escasos recursos naturales del planeta. Además, nos hace perezosos y gordos.

Comience a usar el transporte público en su lugar. Tanto reducirá su huella de carbono y le hará en forma en que tendrá que caminar a la estación de autobús o metro.

13. Tienda sensatamente- Hay tantas ropas atractivas, joyas, accesorios, cosméticos, aparatos electrónicos y una gran cantidad de otros objetos de deseo que nos unen a un mundo de excesos. Liberarse comprando sensatamente sólo por lo que realmente necesita.

14. Planificar con anticipación- Vivir una vida minimalista es algo que tienes que comprometerte a largo plazo. Usted necesita planificar con anticipación para que sepa en qué se está metiendo exactamente y en qué es lo que está obligado a renunciar. Además, tendrás que aprender a vivir tu vida de maneras muy diferentes a las de antes.

15. Aprender a no comprar- La vida minimalista se trata de tener que comprar lo menos posible. La mayoría de nuestras necesidades se satisfacen fácilmente, y tenemos que salir del hábito de comprar algo o el otro todos los días. Detenga de comprar cualquier cosa en las próximas veinticuatro horas para prepararse para una nueva forma de vida.

16. multitarea- Salga del mal hábito de la multitarea. Lejos de lograr más, terminas perdiendo el foco en todo lo que ocupas simultáneamente. En su lugar, aprende a ser absorbido con una tarea a la vez y hazlo con toda sinceridad.

17. Empezar a llevar un diario de gratitud- Hay mucho por lo que estar agradecido en la vida, y una mejor práctica para lograr que es comenzar a llevar un diario de gratitud. Empiece a señalar los casos por los que debe expresar gratitud, y se dará cuenta de lo feliz que es.

18. Deja de complacer te en la nave de un solo hombre- La vida no se trata de mostrar a los demás que tú eres el jefe. Esto puede obtener ganancias temporales en el mundo corporativo, pero te hacen profundamente infeliz por dentro. Abandona este mal hábito y sé bueno con los demás, para que sean buenos contigo.

19. Trabajar en la identificación y eliminación de los desencadenantes del estrés- Todos tenemos desencadenantes de estrés que nos impiden ser felices todo el tiempo. El estilo de vida minimalista te anima a entender tus desencadenantes de estrés y a trabajar para eliminarlos.

20. Pasar un día totalmente imprevisto- Mientras que la disciplina y seguir un horario diario establecido tiene sentido, puede haber un día reservado que es completamente imprevisto. Esto es en reconocimiento del hecho de que no somos máquinas o robots, sino seres humanos con libre albedrío. Vea cómo se desarrolla el día de las maneras más inesperadamente interesantes.

21. Renunciar a una meta - Hemos hecho nuestras vidas tan miserables en la búsqueda de tantas metas. Trate de renunciar a una meta y ver lo liberador que puede ser. Si no puedes entrar en un tamaño de vestido que hiciste fácilmente hace veinte años, acepta ese hecho y ponte algo que te convenga en su lugar.

22. Analizar sus últimas cinco compras- Estamos tan acostumbrados a abarrotar nuestras vidas con cosas inútiles que recogemos casi a diario que ni siquiera nos damos cuenta, cómo este fenómeno nos ha atrapado en este fenómeno interminable de comprar por el bien de Comprar. Analiza tus compras de los últimos cinco días, y te sorprenderá la cantidad de ella innecesaria.

23. Recuperar su sueño- En nuestra búsqueda de éxito estamos dispuestos a sacrificar tanto, incluso una buena noche de sueño. Una vez que nos damos cuenta de que el viaje que estábamos siguiendo fue imprudente, podemos centrarnos en los mejores. Como seguir una rutina diaria que ejercita nuestro cuerpo y relaja nuestra mente lo suficiente como para hacernos dormir sin muchos problemas.

24. Ayudar a alguien- Tenemos que tomar un descanso del mundo desgarramiento de nuestro lugar de trabajo donde el interés propio dominó todo lo demás. La ciencia médica nos dice que esto es malo para nuestra salud. Trata de ayudar a alguien todos los días. Será traedor y más fuerte y más brillante sensación a medida que avanza.

25. Reconectar con la naturaleza- Somos los hijos de la naturaleza y nos rejuvenecemos en su seno. Sal de tu existencia artificial más a menudo. Comience con un viaje de un día a la orilla del lago o a una orilla del río. Recarga tus baterías convirtiéndote en parte de la naturaleza una vez más y no en su adversario.

26. Aprender a compartir- Nuestros recursos naturales son escasos. Aprende a compartirlas. Forma parte de un coche compartido y comparte tu viaje diario a la oficina y regresa con alguien.

27. Sea más social - Mantenga su teléfono inteligente en casa y trate de involucrar a la gente en conversaciones en lugares públicos en el centro comercial, el aeropuerto y el restaurante. Reconectar con personas reales.

28. Deje de usar productos desechables- Detenga su dependencia de cosas desechables. Botellas de agua, envases de alimentos, vasos de plástico, tejido desechable y mucho más que está haciendo que nuestro planeta sea tóxico.

29. Reutilizar y reutilizar- En lugar de usar y lanzar cosas, comience a usarlas y reutilizarlas. No beba agua de una taza de papel, use un vaso adecuado en su lugar. Comprador menos ropa y lavarla más a menudo. Usted puede comenzar a hacer estos cambios en su estilo de vida para ser capaz de adoptar sin problemas una forma de vida minimalista.

30. Renunciar a la *automatización*- La mayoría de los aparatos que usamos en casa en realidad están añadiendo nada a nuestras vidas y sólo nos hacen perezosos, gordos y mal. Trate de dejar de usar la lavadora, horno microondas, lavavajillas y aspiradora y haga la limpieza y lavado manualmente. Puede ser un trabajo desafiante, pero estarás más en forma y más saludable para ello.

¿Tienes que deshacer te de todo?

Ser minimalista no significa que te deshagas de todo lo que tienes. En su lugar, significa que te estás deshaciendo de todo lo que ya no te sirve. Si te gusta pintar, por ejemplo, por todos los medios, guarda tus materiales de pintura. Pero si no te gusta pintar y simplemente guardas los suministros alrededor "por si acaso los usarás un día", entonces es hora de deshacerte de ellos. Si los usaras, ya lo habrías hecho. Y, si decides recoger un pincel en el futuro, simplemente puedes comprar nuevos suministros o incluso asistir a una clase de pintura en lugar de adquirir todos los suministros y pronto simplemente tenerlos almacenados.

Cualquier cosa que sirva activamente a un propósito en su vida puede y debe ser mantenida. Sin embargo, todo lo que sólo se mantiene fuera de la obligación o el miedo de no tenerlo cuando lo necesite debe ser eliminado. La verdad es que podemos adquirir fácilmente cosas nuevas cuando encontramos que las necesitamos en nuestras vidas. No tiene sentido llevar una gran selección de artículos que ya no necesitamos, especialmente cuando no los estamos usando. Es entonces cuando tus pertenencias se vuelven desordenadas, y tu desorden se vuelve estresante, y tu vida se vuelve miserable. Si quieres hacer un cambio, tienes que aprender a eliminar lo que ya no te sirve y mantener lo que hace.

¿Puedes volver a comprar?

¡Claro que puedes! El minimalismo no significa que nunca vuelvas a comprar o hacer compras. Simplemente significa que debes aprender a ser más consciente de lo que estás trayendo a tu casa. Si usted está comprando objetos que usted sabe que no va a utilizar por más de unos días o semanas, entonces es probable que una mejor idea pasar por alto ese objeto por completo. En el peor de los casos, vea si puede alquilar uno o pedir prestado a un amigo para ver si realmente le gusta el objeto. Si no, entonces simplemente no invierta su dinero, tiempo o espacio en la adquisición del objeto. ¡En su lugar, continua!

¿Dónde está la alegría en todo esto?

El mayor sentido de alegría que adquirirás del estilo de vida minimalista es la libertad. Ya no tienes que trabajar el doble de duro para adquirir cosas y mantenerlas. En su lugar, puede reducir la cantidad de esfuerzo que pone en las cosas mediante la compra de menos desorden y almacenar menos desorden. Ahorras una gran cantidad de tiempo de esta manera, y te proporcionas la oportunidad de hacer prácticamente cualquier cosa que desees. En lugar de estar atrapado en el ciclo de consumismo, usted puede comenzar a disfrutar de la vida misma genuinamente. Puedes empezar a experimentar la vida tal como es, libre de cualquier cosa física que te detenga. Ya no te sentirás obligado a invertir tanto tiempo en mantener y proteger tus pertenencias, y será más fácil para ti empacar las cosas y seguir adelante. Puedes moverte, viajar y hacer prácticamente cualquier cosa que quieras sin miedo a que tus objetos físicos te retienen. Además, tendrás más tiempo libre debido a no tener que trabajar tan duro para tener lo que tienes.

El minimalismo no es como lo que te dicen que es en los medios de comunicación convencionales. No se trata de vivir en un estado extremo de falta, donde no tienes prácticamente nada en tu vida. No hay ninguna regla que diga que sólo puedes poseer un número determinado de artículos o solo ciertas cosas se pueden guardar si vas a ser un verdadero minimalista. Usted puede poseer cualquier número de cosas y ser un verdadero minimalista. La clave es asegurarse de que todos esos elementos son valiosos y que los usará durante un período continuo. Mientras la intención detrás de tus pertenencias sea apropiada, entonces puedes considerarte un verdadero minimalista.

Recuerden, el viaje consiste en traer alegría y libertad. El proceso de eliminar tus pertenencias y liberar tu espacio físico y tu espacio psicológico y emocional no se trata de crear una situación nueva y diferente que traiga estrés y malestar. Se trata de aliviar el estrés y el malestar por completo y aprender a vivir la vida de una manera que sea más satisfactoria y satisfactoria para usted. Se trata de unir la libertad, la felicidad y la alegría en su vida al no quedar atrapado en el ciclo del consumismo, y aprender a vivir una vida que ya no está unida por pertenencias físicas que ni siquiera le sirven. Cuando aprendas a vivir la vida como un verdadero minimalista, entonces podrás disfrutar de todos los muchos valores que la vida tiene para ofrecer, la verdadera manera minimalista. Si estás listo para empezar a vivir una vida así, entonces estás listo para comenzar el primer día de tu desafío minimalista de 30 días.

Capítulo 2: Días 1 a 10

Los primeros diez días de minimalismo van a ser algunos de los más difíciles. En este tiempo, vas a empezar a eliminar cosas de tu vida y aprender a vivir de una manera completamente nueva. Usted puede sentir una variedad de emociones en este momento; la experiencia será única para usted. Si es necesario, tómese su tiempo y háblalo despacio. El propósito de este desafío es enseñarte con éxito a practicar el minimalismo con una transformación cómoda, no a impactarte en un nuevo estilo de vida que te dejará con pesar y miseria por las decisiones que has tomado. Practique cada día como se proporciona y se dará cuenta de lo simple que puede ser la transición y lo gratificante que puede ser la liberación de un lazo físico, también.

Día 1

El primer día de tu desafío va a empezar simple. Desea recoger una caja que mantendrá en una ubicación central en su casa. A continuación, colocará un elemento allí que desea donar. Durante los próximos treinta días, continuará colocando un solo elemento en esta caja. Esta es una tarea fácil que te permitirá eliminar treinta artículos de tu casa que ya no necesitas.

Al hacerlo sólo uno a la vez, usted hace que sea extremadamente simple para usted para dejar ir estos artículos, ya que tiene un completo 24 horas para procesar la idea de que estos artículos se habrán ido para siempre. Hay dos desafíos en este acto: primero, no debes eliminar nada de la papelera de donaciones. Una vez que esté ahí, debe quedarse ahí. En segundo lugar, sólo debe trabajar uno a la vez. La idea no es sentirse abrumado o sorprendido por saltar a un nuevo estilo de vida. Puede ser difícil ver que toda su casa cambia rápidamente, incluso si usted ha deseado que esto suceda durante mucho tiempo. Si te mudas demasiado rápido, es posible que te arrepientas de tus acciones y termines comprando varios artículos para reemplazar lo que ya no tienes dentro de tu casa. El objetivo es aprender a vivir sin estos artículos, uno a la vez.

Como una tarea de bonificación para el primer día, es posible que desee tomar un diario que ya tiene en su casa, o tomar el bloc de notas en su computadora y empezar a escribir d su experiencia a medida que trabaja a través de este proceso. Escribir cómo te sientes cada día te ayudará a procesar los cambios que estás haciendo. Luego, cuando potencialmente llegues a un punto de lucha, puedes volver a escribir y leer por qué hiciste los cambios que hiciste. Asegúrate de compartir cómo te sentiste antes de comenzar el desafío y las razones íntimas de por qué comenzaste el desafío en primer lugar. Esto te ayudará a prepararte para el éxito si alguna vez descubres que llegas a un punto en el que se está volviendo difícil para ti. Una vez que hayas hecho esto, has completado tus actividades del día 1 para el desafío de 30 días.

Día 2

"Fuera de la vista, fuera de la mente" es una frase que conocemos muy bien en la vida. Cuando recogemos el desorden, a menudo lo llevamos a un lado en lugares donde ya no podemos verlo para que no tengamos que volver a visitar regularmente la culpa y el arrepentimiento que sentimos al invertir nuestro tiempo y dinero en estos artículos. Sin embargo, cuando hacemos esto, no nos enfrentamos al problema de frente. En su lugar, lo barrimos debajo de la alfombra y fingimos que no hay problema, para empezar.

Para el segundo día, vas a ordenar a través de su cajón de basura, o cajones de basura si tiene muchos. Vas a deshacer te de todo lo que convierte estos cajones en chatarra, y vas a reclamarlos para un propósito nuevo y satisfactorio. Esto le permitirá limpiar las profundidades de su hogar, lo que se sentirá como si estuviera limpiando sus secretos más profundos y oscuros. También es una actividad maravillosa para el segundo día de su desafío porque el cambio está en las partes más profundas de su hogar - en algún lugar donde no lo verá inmediatamente, pero usted sabrá que está allí. Piense en ello como una oportunidad de volver a conectar físicamente el subconsciente de su hogar.

Para realizar esta actividad, saca todo de tus cajones y límpialos por completo. Antes de hacer cualquier otra cosa, decida para que nuevo propósito servirán estos cajones. Entonces, usted puede comenzar a ordenar. Elimina cualquier cosa que no sea útil o que no te traiga alegría. Entonces, cualquier cosa que se ajuste al propósito específico del cajón se puede reemplazar cuidadosamente de nuevo en el interior. Si desea mejorar el proceso de organización, puede incluir inserciones de cajón. Sin embargo, no hay necesidad de estos si usted no los desea. Solo hazlo si realmente te harán sentir más feliz y mantén tus pertenencias más organizadas.

Una vez que haya terminado de pasar por todo, eliminar cualquier cosa que ya no necesita o desea. Por lo general, los cajones de basura están llenos de tesoros más pequeños que tienen poco o ningún valor o propósito. A menos que tengas algo valioso que valga la pena vender, simplemente tira el resto a la basura. En la mayoría de los casos, no hay nada que valga la pena donar en estos cajones. Es simplemente basura que estamos demasiado apegados para tirar.

Una vez que haya terminado de vaciar sus cajones de basura y reutilizarlos, ha terminado con el segundo día. Siéntase libre de escribir sobre la experiencia y cómo le hizo sentir. Recuerda que todo lo que escribes puede ayudarte a procesar emociones mayores que simplemente pensarlas. También te darás algo a lo que referirte, en caso de que la transición se vuelva emocionalmente difícil en cualquier momento en el futuro.

Día 3

Hoy vas a profundizar un poco más en tu experiencia. Vas a destrozar todo lo que ya no necesitas. Cualquier artículo que están rotos más allá de la reparación, o que han estado sentados alrededor de la recolección de polvo, mientras que espera hacer uso de ellos en el futuro, debe ser tirado hoy. Con demasiada frecuencia llevamos artículos de un lugar a otro porque tememos que sin ellos no tengamos acceso al beneficio que una vez ofrecieron. No permita que este miedo le impida destrozar artículos que ya no pertenecen a su hogar, o a cualquier hogar.

Mientras haces esto, tómate tu tiempo. Entra en cada habitación, y solo recolección de residuos lo que puedes reconocer inmediatamente como recolección de residuos. Mira tus pertenencias con ojos imparciales y pregúntate genuinamente lo que hay que eliminar. No hay necesidad de hojear a través de las profundidades en este punto, ya que va a ir más profundo en los próximos días. En este momento, simplemente desea eliminar la basura de la superficie de su casa: todas las áreas que se pueden ver cuando inicialmente entras en la habitación.

Eliminar la basura primero hace que todo sea más fácil. El proceso de deshacerse de las cosas que has estado aferrando al miedo, la culpa u otras emociones infelices puede ser extremadamente liberador. A menudo, cuando somos demasiado culpables para deshacernos de algo, también sentimos sentimientos no deseados cada vez que lo miramos. Por ejemplo, tal vez compraste un accesorio para tu sala de estar y luego decidiste que ya no lo querías, o se rompió, y te dijiste a ti mismo que lo arreglarías. Puedes guardarlo o guardarlo en tu armario porque te sientes culpable de haber invertido tu dinero en él. El dinero es un parecido de tiempo, así que lo que te sientes culpable es que invirtió una cantidad significativa de su tiempo en adquirir ese objeto y luego se rompió o se volvió inútil para usted. Ahora, no quieres tirarlo porque temes que se parezca al tiempo perdido, y eso te hace sentir triste o tal vez enojado. En vez de eso, quédate con él. Cada vez que lo mires ahora sentirás culpa, ira, tristeza, y tal vez muchas más emociones no deseadas o negativas. Cuando esto sucede, ahora has invertido tiempo en ganar dinero para adquirir un objeto que no quieres, y luego inviertes tiempo en sentirte mal por no quererlo más. Algunas personas invierten días, semanas, meses e incluso años sintiendo este tipo de culpa por una variedad de sus pertenencias. Al tirar estos objetos y haber terminado con ellos de una vez por todas, te liberas de esas emociones negativas.

Recuerda, no tienes que peinar las profundidades de cada habitación y tirar todo a la basura. Al menos, aún no. En los próximos días, experimentarás varias oportunidades para tirar cosas que ya no quieres o necesitas. Antes de terminar el tercer día, recuerda que todavía se supone que debes poner un artículo en tu caja de donación. Entonces, si lo desea, puede escribir sobre su experiencia y lo que sintió cuando estaba eliminando estos artículos no deseados e innecesarios de su hogar y su vida.

Día 4

Casi todos tienen una habitación de invitados, o algo similar, donde comienzan a almacenar artículos que no están usando. Estos elementos son a menudo cosas que nunca usamos, pero tampoco queremos eliminar. Pueden contener recuerdos de su pasado o esperanzas que tenía para su futuro. Es posible que haya utilizado un artículo una o dos veces y luego lo colocó en la habitación de invitados, creyendo realmente que lo volvería a usar en algún momento, pero nunca lo hizo. Es el momento en que eliminas estos artículos de tu habitación o trastero, y los dejas ir de tu vida.

Esto es algo en lo que querrás tomarte unas horas, para darte el tiempo suficiente para abordar toda la tarea de verdad. Asegúrate de hacerlo todo en un día, y de que no dejes nada de eso para más tarde. A menudo, cuando nos estamos organizando, nos prometemos que haremos más tarde y luego simplemente cerramos la puerta y "olvidamos" terminar nuestro proyecto. No quieres hacer eso con esta habitación. Esta habitación es una de las habitaciones más tóxicas de nuestras casas si no tenemos cuidado, y usted debe estar seguro de completar todo en un día. Es posible que desee tomar descansos durante todo el proceso, pero no se cierre hasta que se haya completado todo el proyecto.

Para completar esta tarea, comience en una esquina de la habitación. No hay necesidad de tratar de hacerlo todo de una sola vez. Puedes tomarte tu tiempo y concentrarte en una cosa a la vez. Comience con una caja, luego otra. Trabaje su camino alrededor de la habitación lentamente. Tenga áreas designadas para la basura, artículos de donación, artículos que desea vender y artículos que desea conservar. Una vez que todo ha pasado, puede organizar los elementos que desea mantener en los respectivos espacios de almacenamiento. El resto debe ser tratado con ese día. Tira tus artículos no deseados, coloca la papelera de donación en el auto para que puedas llevarlos a la entrega de donaciones y publica los artículos que quieras vender. Date una línea de tiempo para los artículos que estás vendiendo: si no se venden en siete días, se colocan en la papelera de donación donde todavía estás acumulando tu artículo por día para el resto de este desafío.

Una vez que haya limpiado completamente su habitación, tómese un tiempo para refrescarla. Aspira, apaga la cama, abre las persianas y lava las ventanas. Dale a la habitación un poco de vida para traerla de vuelta de la tumba del consumismo en la que se convirtió anteriormente. Cuando termines, sigue adelante y haz tu diario de diario para que puedas escribir sobre cómo se sentía trabajar a través de estos artículos y enfrentar la realidad de quién eras, quién eres y quién realmente quieres llegar a ser.

Día 5

A menudo llevamos cosas en nuestros vestidores que ya no queremos ni necesitamos. Hoy, vas a donar algunos artículos que ya no necesitas a una organización u organización que luego puede dárselos a los necesitados. Esta tarea debe ser bastante simple. Dirígete a tu armario con una bolsa de plástico y sal con la bolsa llena de artículos que ya no quieres o necesitas. Deja que los que necesitan los artículos los tengan, y puedes encontrar alegría al saber que tu armario es ahora mucho más ligero y fácil de manejar sin tanta ropa en él.

Eliminar cosas que ya no usas puede sentirse genial. Te ayuda a identificar quién eres y quién no. Cuando nos aferramos a ropa en la que ya no encajamos o que simplemente no llevamos, nos volvemos honestos con nosotros mismos acerca de quiénes somos. A menudo, la causa fundamental para que nos aferremos a estos elementos es que representan lo que creemos que somos o lo que queremos ser, y nos permiten desear en secreto lo que no somos. Esto crea una serie de efectos secundarios negativos incluyendo varios que pueden ser perjudiciales en la autoestima y la confianza en sí mismo. Lo mejor es eliminar estos artículos y mantener la ropa que quieres y usar regularmente.

Mientras estás en ello, si encuentras alguna ropa que esté rasgada, excesivamente desgastada o manchada, puedes tirarla a la basura. Estos artículos ya no son útiles y mantenerlos alrededor simplemente para cumplir con su apego físico a sus recuerdos no es beneficioso para su bienestar.

Una vez que haya pasado por completo su armario y llenado su bolsa con artículos de donación, coloque los artículos en su cubo de donación más grande para ser llevados a la entrega de donación al final del desafío. Además, pon tu artículo diario en la caja. Luego, puedes hacer tu diario de diario. Esto marcará la finalización del día 5 de tu desafío de 30 días.

Día 6

Hoy se va a centrar en el papel suelto en su hogar. Las principales cosas en las que se centrará incluyen: periódicos y revistas, correo y recibos.

Los periódicos y revistas tienden a acumularse en nuestros hogares. A menudo, ya ni siquiera los leemos porque podemos encontrar toda esa información en línea. Es hora de que tome las medidas apropiadas con sus periódicos y revistas. Hoy, vas a reciclar todo lo que no has leído y no vas a leer. Luego, te vas a poner en contacto con todos los lugares que te entregan periódicos y revistas, y vas a solicitar terminar tus suscripciones. A menos, por supuesto, que leas cualquiera de ellos. Si te encuentras leyéndolos activamente a medida que entran, tiene sentido seguir recibiéndolos. Simplemente jura que una vez que hayas terminado, lanzarás los restos al reciclaje para que no los tengas amontonados alrededor de tu casa.

El correo parece una forma tan arcaica de comunicación en estos días, sin embargo, todavía parece que recibimos mucho de ella. Hoy, tomemos un tiempo para pensar en cómo manejas el correo cuando lo recibes. ¿Tiras el correo basura o lo dejas en tu mostrador hasta que se haya amontonado? ¿Destrozas te lo has dicho el correo confidencial, o lo guardas en una pila y dices "lo haré más tarde"? ¿Cuáles son tus hábitos alrededor del correo que recibes? Hoy vas a pasar por cualquier montón de correo que tengas sentado y tratar con ellos. El correo basura no deseado se pondrá en el reciclaje, y el correo confidencial innecesario será triturado. Si hay una opción, como con los estados de cuenta bancarios, debe conectarse y optar por comunicaciones en línea en lugar de comunicaciones en papel. A continuación, va a poner en marcha una nueva estrategia para cuando reciba correo desde este día en adelante. Cada vez que reciba correo basura, debe ir directamente al reciclaje. Cada vez que reciba correo confidencial que no necesita acción, lo triturará inmediatamente y lo pondrá en el reciclaje también. Todo lo que sea confidencial y requiera acción debe colocarse en un lugar accesible, actuar lo antes posible y luego triturarse y eliminarse.

Cuando se trata de recibos, es importante que deje de acumularlos a tu alrededor. Si mantiene los recibos a efectos fiscales, asegúrese de tener un sistema de presentación eficaz en su lugar y tan pronto como regrese a casa inmediatamente presente sus recibos del día. Los recibos que no sean necesarios deben descartarse inmediatamente. Si un cajero le pregunta si necesita un recibo y no lo requiere a efectos fiscales, debe solicitar que simplemente recicle el recibo para usted. Esto evitará que tengas que recordar hacerlo tú mismo más tarde.

El papel puede abrumar a su casa, coche, y si usted tiene uno, su bolso también. A menudo acumulamos tantos pedazos de papel que no tienen importancia directa en nuestras vidas y todo lo que crea es una enorme cantidad de desorden. Para el documento que es importante, rara vez tenemos reglas estrictamente aplicadas para nosotros mismos sobre cómo trataremos este documento. Hoy, vas a cambiar eso.

Una vez que haya terminado de tratar con su papel, puede guardar su artículo en la caja de donación. A continuación, puede completar su actividad diaria de registro diario. Después de eso, ¡ya terminaste por completo el sexto día de tu desafío minimalista de 30 días!

Día 7

A principios de esta semana donaste una bolsa entera de prendas de vestir. Hoy, vas a organizar tu cómoda. Cuando usted está haciendo esto, usted quiere asegurarse de que usted está haciendo todo accesible de una manera que hace que sea fácil mantener su cómoda limpia. También tendrás una segunda oportunidad para deshacerte de cualquier cosa que ya no quieras conservar.

El primer paso para organizar su cómoda es eliminar absolutamente todo. A continuación, desea limpiar cada cajón. Vacíe el cajón y asegúrese de que no haya nada derramado o escondido en cualquiera de las esquinas. Una vez que se limpia cada cajón, decida a dónde desea que vaya todo. Luego, dobla tus artículos correctamente y colócalos cuidadosamente en tu cómoda. A medida que estés pasando, asegúrate de que todo lo que tienes es lo que realmente quieres. Cualquier cosa que no quieras, deberías deshacer te. Esto es especialmente cierto con ropa interior y calcetines. A menudo guardamos ropa interior y calcetines que están rotos o que ya no usamos y terminamos teniendo más de lo que necesitamos. Ahora es el momento de tirar los de la basura.

Si guardas la ropa en tu armario, también deberías seguir adelante y ordenarlas. Asegúrese de que realmente desea lo que está guardando y que todo está en buenas condiciones. Cuando haya terminado, puede organizar todo de nuevo en su armario. Código de color todo para que sea fácil encontrar lo que está buscando en un momento dado.

Cuando haya terminado de organizar su cómoda y ropa en su armario, ha terminado con el día 7 de su desafío, que comienza el final de la primera semana. Asegúrese de guardar su artículo de donación diaria y de llenar su entrada diaria de diario. ¡Entonces, celebra que has trabajado con éxito hasta el final de la primera semana!

Día 8

Wu-Men

Hay muchas superficies en nuestros hogares. Para individuos no entrenados, las superficies son un gran lugar para que la basura se reúna y el desorden para recolectar. Hoy vas a empezar algo que seguirás haciendo por el resto de este desafío. Así que lo harás durante 22 días. Es decir, vas a elegir una superficie por día y limpiarla por completo. Usted va a eliminar todo de la superficie, sólo reemplazar los elementos necesarios, y organizar a través del resto de los elementos para ponerlos donde pertenecen.

Puede que no tenga 22 superficies en su hogar, pero hay una buena probabilidad de que algunas necesiten ser reavivadas. Puede tomar el tiempo para inculcar este hábito en su vida y hacer que sea más fácil para usted apegarse a diario. El objetivo es aprender a poner las cosas de nuevo en su lugar y mantener sus superficies libres de cualquier cosa que no les pertenece. Quieres disciplinarte para ver que una superficie no significa que se estén dando más bienvenida en tu casa, sino que finalmente estás permitiendo que el espacio limpio llegue en tu vida.

Con cada superficie, desea borrarlo primero completamente. Límpielo d y asegúrese de que esté limpio y agradable. Entonces, si vas a colocar una decoración en él, adelante. Cualquier otra cosa debe ser organizada y puesta en su lugar respectivo. Si hay algo, no quieres conservarlo, tirarlo o ponerlo en tu caja de donación. Haga esto una y otra vez con todas las superficies de su hogar. Haz que sea un objetivo que dejes al menos la mitad de las superficies libres de cualquier cosa, incluso decoraciones. Tener superficies completamente claras es calmante para la mente y las emociones, y obtendrás mucho beneficio si aprendes a mantener tus superficies claras y limpias de forma regular.

Una vez que haya terminado su superficie diaria, siga adelante y haga su artículo de donación diaria. A continuación, también puede realizar su entrada diaria de diario. Después de completar estas tres tareas, ¡terminaste el día 8 de tu desafío de 30 días!

Día 9

Hoy te vas a centrar en organizar tu colección de fotografías. Esto puede no ser un problema importante para usted, pero muchas personas tienen un número significativo de imágenes impresas que acaparan alrededor de su casa. Las generaciones más jóvenes ya tienen la mayoría de sus fotografías sólo en una plataforma digital, pero las generaciones mayores tendrán que trabajar a través de sus fotografías y organizarlas.

Si ha impreso imágenes, va a querer ordenarlas. Cualquier cosa que no desee conservar debe ser triturada, y cualquier cosa que desee conservar debe ser escaneada y cargada en su computadora, y luego la copia impresa debe ser triturada. Asegúrese de que todos los archivos que tiene en su ordenador se almacenan en varios lugares. Puede almacenarlos directamente en su propio ordenador, en un sistema de almacenamiento en la nube y en una unidad USB para asegurarse de que todos son seguros. Si tienes alguna fotografía que *realmente* quieras conservar, puedes hacer un álbum de fotos o ponerlas en marcos alrededor de tu casa.

Si no tiene muchas imágenes impresas, es probable que no sean un problema importante para usted. Sin embargo, es probable que tenga muchas fotografías en sus unidades de almacenamiento digital. Hoy vas a ir a través de todos ellos y eliminar los que no desea mantener. Con demasiada frecuencia guardamos todas las fotos que hemos tomado, sean buenas o no. Ocupan mucho espacio, y terminan llenando nuestros álbumes en línea con fotografías que nunca miramos. En su lugar, elimina todo lo que no te guste y organiza los restantes en álbumes de fotos relevantes.

Después de que haya terminado de ordenar sus fotografías, puede hacer su superficie diaria, su artículo de donación diaria y su entrada diaria de diario. ¡Entonces, has terminado para el día 9 de tu desafío de 30 días!

Día 10

A.C. Buda

El día 10 va a ser fácil. Hoy, todo lo que debes hacer es relajarte. Lo has hecho maravilloso hasta ahora, y mereces relajarte. Una de las muchas bendiciones de ser un minimalista es que tienes menos de qué preocuparte en tu vida. No tienes tanta limpieza que hacer; no hay tanto estrés en su vida porque usted no está preocupado por mantener o cuidar de tantas pertenencias, y usted no tiene que trabajar tan duro para traer nuevas pertenencias a su hogar. Hoy, te vas a deleitar con esa gloria.

Asegúrate de pasar el día relajándote a tu manera favorita. Si trabajas hoy, pasa una cantidad significativa de tiempo después del trabajo disfrutando de paz y tranquilidad. Tómese el tiempo para notar todos los avances que ha hecho y lo lejos que ha llegado en su viaje minimalista en los últimos 10 días. Respira profundamente, medita y disfruta de una taza de tu bebida favorita. Puedes pasar hoy dentro de la casa o fuera de la casa; depende completamente de ti. Quieres hacer todas las cosas que te hacen sentir relajado. No hay una manera correcta o incorrecta de pasar este día, siempre y cuando usted está entrando en un estado de relajación total. Entonces, y sólo entonces, has completado con éxito el día 10 de tu desafío de 30 días. Después de este día, usted es un tercio del camino hecho todo su desafío.

A pesar de que está tomando un día para la relajación, asegúrese de ganar tiempo para limpiar una superficie, donar un artículo y completar una entrada de diario.

¡Estás a mitad de camino!

Felicidades por llegar al punto medio del viaje. Muchos intentan rendirse mucho antes incluso de llegar a este punto, por lo que hay que felicitarlos por esto. Has demostrado que te hablas en serio de mejorar cada día. También me tono en serio mejorar mi vida y ayudar a otros a mejorar en el camino. Para hacer esto necesito sus comentarios. Haga clic en el siguiente enlace y tómeme un momento para hacerme saber cómo este libro le ha ayudado. Hemos detectado un problema desconocido. Quiero asegurarme de que a medida que tú y yo mejoremos, este libro siga mejorando también. Gracias por tomarse el tiempo para asegurarse de que todos estamos sacando el máximo provecho el uno del otro.

Capítulo 3: Días 11 a 20

A medida que entras en la segunda etapa de tu desafío de 30 días, es probable que sientas muchas emociones diferentes. Tal vez te das cuenta de que esto es más fácil de lo que pensabas que sería, o tal vez estás encontrando que es más difícil de lo que inicialmente creías que sería. Es posible que sientas una mezcla de emociones mientras disfrutas de un hogar libre de desorden, pero aceptas la práctica de eliminar cosas que ya no necesitas o quieres. Tal vez todavía hay algo de culpa o arrepentimiento persistente de eliminar artículos que ya no necesitabas o querías, pero que aún tenías un gran apego emocional. Independientemente de lo que estés sintiendo, si has entrado en la segunda etapa de tu desafío, estás haciendo un trabajo maravilloso. Usted debe tomar se toma un tiempo para apreciar su éxito y notar lo lejos que ya ha llegado. Lo estás haciendo muy bien.

Para esta parte del desafío, vamos a cavar un poco más profundo. Vas a hacer más limpieza en las partes más profundas de tus hogares, y vas a lograr algunas tareas más difíciles, como deshacerte de los artículos que has estado sosteniendo "por si acaso". Esto puede traer aún más emociones, pero tenga la seguridad de que tendrá un gran éxito en su viaje si continúa siguiendo cada día como se establece para usted. Si estás listo para comenzar la segunda etapa de tu desafío de 30 días, entonces sigue adelante y comienza con el día 11. Y recuerda, tómate tu tiempo y sé amable contigo mismo a través de este proceso. Se trata tanto de la búsqueda del alma y el desarrollo personal como de limpiar su hogar para que tenga un ambiente libre de desorden para vivir.

Día 11

Hoy se va a utilizar para dos cosas si tienes una familia con niños pequeños, o una si no lo haces. Si tienes una familia con niños pequeños, hoy te vas a centrar en la colección de juguetes. Independientemente de si tienes una familia o no, también te vas a centrar en tus preciadas colecciones.

Vamos a empezar por centrarnos en los juguetes si esto es aplicable a usted. Repase todos los contenedores de almacenamiento que contienen juguetes y lo organiza todo. Los juguetes que estén rotos deben ser desechados. Los juguetes con los que ya no se jueguen deben ser donados. Los niños a menudo terminan con una abundancia de juguetes, muchos de los cuales nunca usan. Si bien es bueno poder duchar a sus hijos con regalos y juguetes que anhelan, también termina abarrotando el hogar. Mientras está limpiando, piense en algunas actividades que puede alentar a sus hijos a prescindir de juguetes involucrados. Tal vez podrían salir y jugar a fingir, o ayudar a hornear o hacer las tareas del hogar en su lugar. Hubo un tiempo en que los niños no tenían tantos juguetes como los niños modernos, y en ese tiempo encontraron maneras de ocuparse sin tener que poseer los últimos y más grandes aparatos y equipo. Es beneficioso animar a sus hijos a hacer esto, ya que los alienta a tener un mayor sentido de la imaginación y aprender a manejar su tiempo adecuadamente. Les impide tener que confiar en los juguetes y tales para traer alegría a sus vidas y les enseña a crear gozo en la vida.

La segunda tarea era repasar sus colecciones. Algunas de estas colecciones que puede estar manteniendo simplemente porque ha invertido tanto tiempo y tal vez incluso dinero en ellas. Es hora de considerar realmente cuánto te gustan y si valen la pena para que los mantengas alrededor. Por supuesto, si tu colección te trae una gran alegría y es algo de lo que te enorgulleces, sin duda tiene sentido conservarla. Sin embargo, si no lo hace y simplemente lo hizo como un tiempo de paso y ahora ya no está tan contento con la colección como lo fue una vez, puede ser el momento de dejarlo ir.

Una vez que hayas tratado con juguetes y colecciones, estarás listo para entrar en las actividades diarias que estás manteniendo a lo largo de este desafío. Limpie una superficie, coloque un artículo en el cuadro de donación y haga su diario de diario. Si encuentra que su caja de donación se está llenando, es importante que la lleve directamente a la ubicación de entrega de donaciones. Si estás utilizando un ordenador portátil o una tablet, intenta moverte a otra ubicación e inténtalo de nuevo. A menudo no lo llevamos para llevarlos a la entrega debido a la dilación, que es exactamente lo que no queremos.

Día 12

Probablemente lo has dicho antes "Sí, ya no lo uso, pero quiero aferrarme a él por si acaso". ¿Si alguien te preguntara "por si acaso qué?" podrías tener una respuesta genérica "bueno, en caso de que lo necesite, por supuesto!", o tal vez no tengas ninguna respuesta. Independientemente de cuál sea su respuesta, es probable que no sea una buena razón para seguir almacenando un montón de artículos que no está utilizando actualmente.

En muchos casos, cuando vemos estos artículos de "por si acaso", nos trae culpa. Pensamos en las cosas que sentimos que deberíamos estar haciendo, y nos sentimos molestos con nosotros mismos de que ya no estamos haciendo tiempo para ellos. Tal vez los artículos que se aferran a son los que una vez usó con frecuencia o los que compró pensando que usaría más de lo que lo hizo. La realidad es que simplemente te hacen sentir mal por ser quién eres, y eso nunca es beneficioso. En lugar de sentirte malo y culpable, vas a eliminar estos objetos y abrir espacio en tu vida para cosas nuevas que te atraen.

En la vida, tenemos tendencia a cambiar con frecuencia. A menudo, nuestras aficiones e intereses también cambian con frecuencia. Como resultado, podemos terminar con muchas cosas que simplemente no usamos tan a menudo como pensábamos que podríamos o tan a menudo como solíamos hacerlo. En el futuro, una gran idea para trabajar junto con sus pasatiempos es sólo para comprar lo que absolutamente necesita. O bien, puede tomar una clase en algún lugar local para que pueda obtener acceso a los suministros disponibles en la clase mientras aprende sobre las técnicas y habilidades que necesita para obtener el bien en la afición. Si encuentras que todavía estás profundamente interesado en el hobby después de un tiempo, entonces puedes seguir adelante y comprar cualquier cosa que sientas que necesitas para disfrutar completamente de tu hobby en casa.

Una vez que haya ordenado a través de sus artículos "por si acaso" y los haya colocado todos en cajas, colóquelos directamente en su coche y llévelos al centro de entrega. No hay necesidad de almacenarlos en cualquier lugar donde terminen siendo olvidados y quedándose como parte del desorden de su hogar. Tienes que deshacer te de ellos de inmediato.

¡Completa tus actividades diarias para el desafío, y entonces terminaste para el día 12!

Día 13

Hoy nos vamos a centrar en alguna organización digital. Anteriormente, revisaste todas tus fotografías online y las ordenaste para descubrir cuál querías conservar y que querías eliminar. También pasó por el proceso de ponerlos todos en carpetas ordenadas para que se organizaron. Hoy, vas a hacer esto con el resto de nuestras pertenencias en línea.

Debido a que nuestras pertenencias en línea están digitalizadas y no ocupamos espacio físico, a menudo las pasamos por alto. Nos olvidamos de que necesitan ser limpiados y mantenidos de la misma manera que nuestras otras pertenencias necesitan ser atendidos. Debido a esto, pueden volverse confusos y confusos, y podemos terminar perdiendo cosas en nuestro mundo en línea. Esto puede ser tan estresante como perder algo en el mundo real.

Hoy vas a pasar por tu correo electrónico, cuentas de redes sociales y archivos sin conexión para organizarlos todos. Va a poner nuevos sistemas en su lugar que le ayudarán a mantener la organización de estos dispositivos, y va a aplicar estrictamente nuevas reglas que le ayudarán a mantener todo en esta forma organizada en el futuro.

Comience con su correo electrónico. Vuelve a ver todos tus correos electrónicos y cancela la suscripción a todos los correos electrónicos que recibas de las tiendas. No es necesario recibir estos correos electrónicos con frecuencia; simplemente te animan a sentir la necesidad de comprar y adquirir más pertenencias que no necesitas. A continuación, desea eliminar todos los correos electrónicos innecesarios. Con todos los correos electrónicos restantes, debe ordenarlos en archivos apropiados donde puede acceder fácilmente a ellos si alguna vez los necesita.

A continuación, vaya a sus cuentas de redes sociales. Dado que nuestras cuentas de redes sociales a menudo van extremadamente lejos, no queremos perder tiempo en publicaciones o fotos. Estos pueden permanecer intactos. En lo que quieres centrarte son tus listas de amigos. Revisa tus listas de amigos y elimina a cualquier amigo que no conozcas, no hables o ni siquiera te guste. A menudo nos aferramos a las personas en nuestras listas de amigos porque sentimos que el número total refleja lo importante que somos y le damos una gran cantidad de significado emocional a ese número y a cada persona en la lista, incluso si realmente no nos gustan o los conocemos. Hoy, vas a eliminarlos a todos y liberar esa carga emocional, liberándote para concentrarte en quién realmente importa, incluyéndote a ti mismo.

Por último, desea organizar los archivos sin conexión. Ir a través de todos los archivos sin conexión en su ordenador, hacer carpetas para ellos, y luego organizarlos para que sean fáciles de encontrar. Si hay alguno que ya no necesite, elimínelos. Esto libera espacio en su computadora, y en su mente.

Después de que haya terminado de organizar su vida en línea, siga adelante y complete sus tareas diarias fuera de línea. Borre una superficie, coloque un artículo en la bandeja de donación y complete su entrada diaria de diario. Entonces, terminaste por hoy.

Día 14

Para el último día de la semana dos, vamos a centrarnos en su dormitorio. Tu dormitorio debería ser tu santuario. Usted debe sentirse cómodo, seguro y relajado en cualquier momento que esté en su dormitorio. Cuando entras en este espacio, debes sentirte inmediatamente en paz, y como si estuvieras en tu espacio seguro.

Cuando nuestras habitaciones están desordenadas y desordenadas, lo llevamos como una carga. Aumenta nuestros niveles de estrés y nos hace sentir caóticos en nuestra mente. Como resultado, a menudo no dormimos profundamente, por lo que terminamos sufriendo físicamente. Limpiar su dormitorio correctamente y eliminar el desorden de este espacio puede permitirle liberar todas esas tensiones y recuperar la paz en su vida.

Para empezar, mira lo obvio. Desea limpiar todas las superficies de la habitación y ordenar todo lo que ha estado almacenando en ellas. Entonces, despejen el suelo. A continuación, limpie todos los cajones. Finalmente, limpie la cama. Si tienes un armario, limpia esto también. Con cada área que estás limpiando, elimina por completo todo del espacio, organiza todo, y solo reemplaza lo que absolutamente debe volver a ese espacio. Todo lo demás debe organizarse en su nuevo hogar, donarse o desecharse.

Mientras vuelve a juntar su habitación. Piense en qué decoraciones y accesorios realmente mejorarán la comodidad y la paz, y deje que todo lo demás vaya. Optimice sus tocadores y mesitas de noche para que las cosas importantes sean fácilmente accesibles y nada más pueda interponerse en el camino. Haz tu cama, pero no reemplaces una tonelada de almohadas o decoraciones encima. Estos acaban en el suelo o se empujan a un lado para que pueda acceder a su cama por la noche. En su lugar, simplemente reemplace lo que necesita y deje que el resto vaya.

Una vez que haya terminado de reorganizar su habitación, puede realizar sus tareas diarias de limpieza de una superficie, donar un elemento y registrar en diario una entrada. Entonces, usted está completamente hecho el día 14 de su desafío de 30 días. También has terminado tu segunda semana de tu desafío. ¡Usted puede tomar este tiempo para celebrar a sí mismo y sus logros hasta ahora!

Día 15

Por ahora, es probable que haya encontrado que hay muchas cosas en su casa que usted ha considerado dejar ir, pero simplemente no son capaces de. Es posible que te des cuenta de lo difícil que es dejar de la web las cosas que amas o que alguna vez amas. Hoy, nos vamos a centrar en esta emoción. Nos vamos a centrar en poner en marcha una regla que te ayude a superar esta emoción de una manera que sea cómoda y efectiva.

Hoy aprenderás a dormir en él. Hemos detectado un problema desconocido. Duerme en él, piensa en lo que quieres hacer, y luego hazlo. No hay necesidad de deshacerse de todo en su vida. Si usted está luchando para dejarlo ir, dormir en él le ayudará a traer respuestas. Al día siguiente usted será capaz de decidir realmente si usted está luchando porque es difícil de dejar ir, o si usted está luchando porque usted realmente no quiere dejarlo ir. Una vez que tenga su respuesta, puede tomar la acción apropiada de dejar ir la misma, o almacenarla en un lugar seguro donde pueda permanecer organizado y seguir siendo útil para usted.

Recuerda, el propósito del minimalismo no es deshacerte de todo lo que tienes y vivir en apenas nada. Es deshacerse de las cosas que ya no necesitas o quieres y abrir espacio para disfrutar de las cosas que necesitas y quieres. Le permite la libertad de la vida y la oportunidad de disfrutar más allá de sus posesiones materiales. Sin embargo, eso no significa que no puedas tener posesiones materiales. Si te gusta algo, pero simplemente no estás muy seguro de si quieres conservarlo o dejarlo ir, es hora de practicar el método de sueño en él. Puedes hacer esto con todos y cada uno de los elementos con los que has estado luchando hasta este punto en tu desafío. También debe hacerlo con cualquier elemento futuro con el que luche.

Mientras trabajas en poner en marcha esta nueva práctica, tómate un tiempo para completar tus actividades diarias. Limpie una superficie, coloque un artículo en la bandeja de donación y rellene su entrada diaria de diario.

Día 16

¿Cuántos objetos guardas por su valor sentimental, y nada más? Artículos que un ser querido te dio o que una vez pertenecieron a un ser querido, y te aferras a ellos por lo que se parecen a ti. Podrían parecerse a la persona misma, o podrían ser un símbolo de un momento especial en tu vida. Las camisetas viejas, las piezas de joyería, las colchas y más a menudo se guardan simplemente por el valor sentimental que llevan.

El valor sentimental es un valor alto, pero a menudo lo convertimos en un valor más alto de lo que realmente debe ser. Si usted está llevando alrededor de objetos sentimentales simplemente por su valor sentimental y por ninguna otra razón, es el momento que los suelta. Si no los estás usando y no te traen alegría todos los días, o de forma regular (al menos una vez por semana), deberías considerar dejarlos ir. Es hora de despejar el espacio en tu vida para que disfrutes de las cosas que te traen mayor alegría que los objetos sentimentales.

A menudo nos aferramos a objetos sentimentales porque sentimos que son una clave de nuestro pasado. Tienen recuerdos o desbloquean sentimientos que nos preocupa que nunca volvamos a tener si no mantenemos dicho artículo alrededor. La realidad es que esto simplemente no es cierto. Puedes tener cualquier memoria o emoción que quieras sin tener que tener un artículo físico disponible para recordarlo. Si bien puede ser agradable, también puede crear desorden.

Tener uno o dos objetos sentimentales está bien, especialmente si son los que usas regularmente o que te traen alegría de forma regular. Pero si los mantienes cerca simplemente por lo que se parecen para ti, necesitas dejarlos ir. Si realmente está luchando con dejarlos ir, considere tomar una foto de ellos y almacenarlo en un archivo de "elementos sentimentales" en su computadora.

A continuación, puede soltar el elemento físico en sí. Es probable que sientas una gran liberación al dejar ir el pasado y abrir espacio en tu vida física y en tu vida emocional y psicológica para el futuro.

Una vez que haya terminado de ordenar y borrar los elementos sentimentales, puede hacer sus tareas diarias de limpiar una superficie, donar un elemento y registrar en diario su entrada diaria. Entonces, terminaste por hoy.

Día 17

Nos han enseñado que los accesorios son un activo importante para nuestro vestuario. Tanto es así que a menudo terminamos acumulando cantidades interminables de accesorios para acentuar nuestro armario. Colecciones masivas de joyas, colecciones de accesorios para el cabello, colecciones de bolsos, colecciones de zapatos y otras colecciones tienden a acumularse en nuestras vidas, ya que aspiramos a poder crear cualquier look que deseemos en un momento dado. En la mayoría de los casos, ni siquiera usamos la mitad de ellos; simplemente los tenemos porque creemos que tal vez queremos usarlos en algún momento en el futuro. Es otro escenario clásico "por si acaso".

Hoy, vas a organizar tu colección de accesorios. Cualquier cosa que poseas que no uses regularmente debe ser eliminada. Solo quieres que lo que usas con frecuencia se quede atrás. Lo creas o no, los accesorios ocupan una gran cantidad de espacio en nuestros hogares. A menudo tenemos tantos de ellos que terminamos almacenándolos por todas partes en varias pequeñas cajas y artilugios de almacenamiento. En muchos casos, a menudo incluso olvidamos lo que tenemos, por lo que nunca se utiliza. ¡Si usted está teniendo este problema, es el momento de eliminarlos y seguir adelante! Necesitas limitar tu colección de accesorios a solo lo que necesitas y nada más. Deja que todo lo demás se vaya.

Una vez que haya terminado de pasar por sus accesorios, puede completar sus tareas de desafío diario. ¡Entonces, terminaste por hoy!

Día 18

Hoy, vas a trabajar en una tarea que podría ser difícil, pero también traerá una gran recompensa. Vas a tener un día desconectado. Usted va a apagar todos sus dispositivos electrónicos y abstenerse de utilizar cualquiera de ellos para el resto del día. Los televisores, teléfonos celulares, radios, computadoras, tabletas y cualquier otro dispositivo electrónico que utilices deben ser eliminados por el día. Vas a pasar el día haciendo actividades sanas del mundo real, libre de distracciones electrónicas.

Como sociedad, tendemos a ahogarnos en el mundo de la tecnología a diario. Con frecuencia estamos atrapados en las redes sociales y otras funciones en línea a medida que perdemos horas y horas de tiempo en nuestros dispositivos electrónicos. Si bien la tecnología es un activo muy valioso en nuestra sociedad, también es un hábito adictivo que debemos aprender a moderar. Al tomar descansos regulares desenchufados de la sociedad, nos permitimos restablecer nuestro mundo interior y centrarnos más en lo que nos rodea. Nos recordamos a nosotros mismos que hay más en la vida que el mundo en línea, y somos capaces de reconectar con la vida misma.

Nos da la oportunidad de recordar lo que se siente vivir en el ahora, que puede tener un beneficio increíblemente emocional y psicológico para nuestro bienestar general.

Se le anima a ir 24 horas completas sin usar ningún dispositivo electrónico hoy en día. Por lo menos, vaya 12 horas. Mientras disfrutas de tu día desenchufado, sigue adelante y completa tus tres tareas diarias para que realices todas tus tareas de 18 días para el desafío de 30 días.

Día 19

La cantidad de desorden que recogemos en nuestras cocinas es increíble. A menudo terminamos con una serie de diferentes dispositivos y dispositivos que se utilizan para una variedad de cosas diferentes. Peelers, removedores de corcho, abrebotellas, utensilios, ralladores y varios otros tipos de aparatos más pequeños pueden acumularse en nuestra cocina. También tendemos a acumular pequeños electrodomésticos que se supone que hacen que cocinar sea más fácil. Tal vez usted también está acaparando libros de cocina, y tal vez incluso algunos ingredientes que en realidad no utiliza. Hoy, vas a ordenar a través de todos ellos.

Comience con sus contadores: borrarlos y ordenar a través de todo lo que ha almacenado en ellos. Recuerda que quieres estar tirando cosas a la basura, donando algunas, y sólo manteniendo lo que realmente quieres y necesitas. Cualquier cosa que no utilice de forma regular no debe considerarse un deseo o necesidad, no importa lo práctico o útil que el dispositivo tiene el potencial de ser. Después de hacer sus mostradores, vaya a sus cajones. Luego, vayan a sus armarios. Por último, organiza el contenido de tu nevera. Quieres organizar completamente todo en todas estas áreas para que cuando estés usando tu cocina para cocinar, ya no tengas que ordenar a través de montones y montones de basura. En su lugar, simplemente puede encontrar todo lo que realmente necesita con un vistazo fácil.

Asegúrese de que cuando esté reemplazando el contenido de su cocina de nuevo en sus respectivos hogares que está siendo organizado al respecto. Designe un único propósito para cada armario o estante y cajón. Luego, solo devuelva los artículos que realmente satisfagan esas necesidades deliberados en esas áreas. Podrías considerar crear "secciones" de tu cocina para ayudarte a elegir un propósito. Por ejemplo, puede seguir sirviendo platos, utensilios de cocina y utensilios de cocina cerca de la estufa, platos y utensilios cerca del fregadero y dispositivos de almacenamiento cerca de la nevera. Al crear estas diferentes secciones dentro de su cocina, usted hace que sea extremadamente fácil saber dónde se deben colocar las cosas. También facilita el acceso a lo que necesita desde cualquier dispositivo que esté trabajando junto a.

Lo último que debe hacer en su cocina es barrer y fregar los pisos y limpiar su fregadero. Refresquenlo, abran la ventana y den un poco de iluminación natural. Esto ayudará a que su cocina se sienta más limpia y acogedora. Cuando haya terminado, complete sus tareas diarias de desafío. Entonces, ¡ya terminaste con el día 19 de tu desafío de 30 días!

Día 20

Es posible que no lo hayas notado anteriormente, pero es probable que almacenes un poco de cosas en el suelo. Mira a la vista, y mira a la vista menos obvio. Tal vez te sorprenda sorprendas al ver cuántas cosas se esconden a simple vista. Hoy, usted se va a centrar en limpiar sus pisos y limpiarlos correctamente. Su objetivo final será tener pisos que se pueden aspirar, barrer o fregar sin esfuerzo sin tener que limpiar antes de realizar estas tareas.

Vas a pasar por todas las habitaciones de tu casa para hacer esto. Comience en una habitación, y trabaje su camino a través del resto. Lleve una bolsa de basura, una caja de donación y suministros de limpieza de habitación en habitación. Quieres sacar todo del piso. Tira las cosas, dona lo que ya no necesitas o quieres, y organiza lo que quieres conservar. Al terminar en cada habitación, limpie el piso por completo. Usted debe ser capaz de limpiar el suelo sin tener que levantar, limpiar, o mover nada fuera del suelo. En otras palabras, toda la recolección de residuos y artículos no deseados debe desaparecer, y todos los artículos que se están guardando deben almacenarse correctamente en sus hogares únicos que no están en el piso.

Cuando haya completado esta tarea, puede completar sus tareas de desafío diarias. Esto marcará el final del día 20 y el final de su segunda etapa del desafío. Después de esto, ¡sólo quedan 10 días!

Capítulo 4: Días 21 a 30

Estás entrando oficialmente en la última etapa del desafío de 30 días. A partir de hoy, estarás completando los últimos 10 días del desafío, y entonces estarás listo. Para el final de su desafío, vamos a ser suaves pero persistentes. Vas a poner el resto de tu casa en orden, y vas a trabajar en tu mundo interior también. Al final de esta etapa usted debe sentirse renovado y rejuvenecido, y usted debe ser capaz de mirar alrededor de su casa y ver la paz y la comodidad, en lugar de caos y desorden.

Si has llegado hasta aquí, deberías celebrarte a ti mismo. El minimalismo es un estilo de vida fácil, pero no siempre es fácil pasar a este estilo de vida. Siempre quieres felicitarte y celebrar tus éxitos mientras haces cualquier cambio importante en tu estilo de vida. Después de todo, si has llegado hasta aquí entonces estás haciendo un trabajo maravilloso. Mereces sentirte feliz y alegre por tus logros y enorgullecerte de tu éxito.

Día 21

Hoy se va a centrar principalmente en sus tareas diarias. Te lo vas a tomar con calma y concentrarte en tu mundo interior y bienestar. Vas a respirar, meditar y tomarlo con calma. Recuerda, este desafío no pretende ser duro o para inmiscuir en una nueva forma de vida. Quieres que sea refrescante, rejuvenecedor y sin esfuerzo. Quieres sentirte bien mientras completas cada tarea, y te sientes seguro mientras abrazas tu nuevo estilo de vida. Cuanto más fácil estés contigo mismo, más disfrutarás de la transformación, más probable será que el nuevo estilo de vida se pegue, y no termines volviendo a los viejos hábitos después de que este desafío se haya completado.

Tómese un tiempo hoy para relajarse por completo. Haz lo que te haga sentir en total paz, y alimenta tu mundo interior. También vas a tomarte algún tiempo para mirar hacia atrás en tus emociones sobre el desafío hasta ahora. Piensa en tiempos que fueron difíciles y piensa en cómo te hizo sentir el resultado final. Piensa en dónde has experimentado resistencia o lucha, y observa lo que se sentía al trabajar a través de esas emociones. O, si todavía los llevas, tómate un tiempo para superar esas emociones.

Hoy se trata de cuidarse y nutrir su espacio interior. Una parte importante del minimalismo es aprender a nutrirnos y cuidar de nuestro mundo interior. Es importante que te tomes el tiempo para aceptar esta parte del cambio de estilo de vida cuando estás en el proceso de transformar tu vida en una de un minimalista. A medida que su mundo físico se despeja y se libera de las cargas emocionales y los contratiempos, debería ser más fácil para sus mundos psicológicos y emocionales hacer lo mismo.

Tómese su tiempo, vaya despacio y disfrute de cada parte de hoy. No olvides hacer tus tareas diarias de desafío. Además, va a agregar una nueva tarea diaria. Vas a pasar al menos 20 minutos al día permitiéndote relajarte y disfrutar del momento por completo.

Día 22

La adición de electrónica en nuestro mundo ha sido maravillosa, pero también ha provocado una gran cantidad de desorden. Piense en cuántas pertenencias tiene que son electrónicas o que son accesorios para su electrónica. Los mandos a distancia, las cajas, las baterías, los cables y mucho más pueden desordenarse cuando no los mantenemos activamente y los mantenemos organizados y almacenados correctamente.

Hoy, usted se va a centrar en la limpieza de sus dispositivos electrónicos. Cualquier accesorio tendrá que encontrar un hogar adecuado, y los dispositivos en sí mismos se almacenarán correctamente también. Los dispositivos más pequeños se pueden almacenar perfectamente en cajones, y los dispositivos más grandes deben mantenerse en un espacio ordenado y organizado. Si tienes un soporte de TV, por ejemplo, tómate un tiempo para organizar el stand y asegúrate de que cualquier cosa encima esté limpia y ordenada y esté descansando donde se supone que debe hacerlo. También quieres echar un vistazo a las cuerdas. Realice un poco de administración de cables atando los cabos sueltos y manteniéndolos aerodinámicos. Cuanto más organizados estén tus cables, más ordenada se verá tu electrónica.

Una vez que haya terminado, complete sus cuatro tareas diarias: relajarse durante 20 minutos, donar un artículo diario, borrar una superficie y completar su entrada diaria de diario. Entonces, terminaste para el día 22.

Día 23

Hoy vas a comenzar un desafío de una semana que usarás para el resto del desafío de 30 días. Este desafío puede ser difícil, pero sin duda puede hacerlo. No vas a gastar dinero durante toda una semana, fuera de las necesidades como gasolina y comestibles. No comprará comida rápida ni comerá en restaurantes, comprará ropa u otros artículos innecesarios, ni gastará dinero en nada más. Te vas a abstener de comprar nada esta semana.

Gastamos dinero más rápido de lo que ganamos dinero en esta sociedad, y conduce a un ciclo negativo que puede ser difícil de romper. En muchos casos, ni siquiera nos damos cuenta de cuánto dinero estamos gastando hasta que todo se ha ido. Usted va a empezar a cambiar este ciclo tomando esta semana de descuento en gastar más dinero. La cantidad que ahorrarás de no comprar será increíble.

A menudo no nos damos cuenta de que estamos gastando nuestro dinero. Y en algunos casos, no sabemos cuánto estamos gastando con el tiempo. Compramos una camisa aquí, un par de pantalones allí, una bolsa de patatas fritas aquí y bebemos de nuestra cafetería favorita. Pasamos un poco a la vez, y nos olvidamos de cuánto equivale todo cuando terminamos. Conduce a un ciclo negativo donde estamos constantemente comiendo a través de cualquier dinero que podamos tener. También conduce a usar traer a casa una cantidad significativa de desorden que realmente no necesitamos. En muchos casos, las baratijas que estamos comprando y trayendo a casa no son cosas que realmente queríamos. En cambio, son compras impulsivas que hicimos que tenían la intención de ayudarnos a sentirnos mejor con algo en nuestra vida que tal vez nos sintamos infelices. El estrés, la ira, la tristeza y otras emociones pueden llevarnos a gastar dinero impulsivamente. Debemos aprender diferentes métodos de afrontamiento si vamos a ahorrar dinero y abstenernos de traer a casa cualquier basura extra e innecesaria.

Así que deja tu dinero a un lado y deja de gastar a partir de hoy. Seguirás así durante una semana. ¡No olvides completar tus tareas diarias de desafío para que puedas completar con éxito el día 23 de tu desafío!

<u>Día 24</u>

Hoy, vas a ser amable contigo mismo. Vas a pasar un día entero sin juzgarte a ti mismo o hablar duro contigo mismo. No se involucrará en ningún discurso negativo. En su lugar, vas a practicar trabajar en la auto-habla positiva y empezar a desarrollar una relación positiva contigo mismo.

Con el auge del consumismo ha llegado un aumento aún mayor de la duda y la autocrítica. Vemos vallas publicitarias y grandes campañas que nos muestran quiénes se supone que somos, y cuando nos damos cuenta de que no somos esa persona comenzamos a participar en la duda y la auto-habla negativa. Nos cuestionamos a nosotros mismos y a lo que debe estar mal con nosotros, y no somos amables con nosotros mismos. Puede ser extremadamente perjudicial para nuestro bienestar emocional, psicológico y a menudo indirectamente en nuestro bienestar físico. Es importante que aprendamos a amarnos como somos y a ser amables con nosotros mismos. Cuando aprendemos a ser así, podemos llevar una vida más pacífica y positiva.

Hoy, cada vez que te das cuenta de que eres duro o crítico contigo mismo, simplemente vas a cambiar tus pensamientos a "Amo, honro y respeto a mí mismo". No hay necesidad de castigarse o criticarse a sí mismo por la retroalimentación negativa, ya que esto iría en contra del propósito del desafío de hoy. Simplemente sea amable y directa suavemente de nuevo en la pista para sus tareas diarias.

En algún momento del día, asegúrate de completar tus cuatro tareas diarias de desafío. Pase 20 minutos relajándose, despeje una superficie, done un artículo y complete su entrada diaria en el diario.

Día 25

Cuando ya no tenemos que preocuparnos por invertir tiempo en adquirir y mantener nuestras posesiones físicas, liberamos una gran cantidad de tiempo para comenzar a disfrutar de nuestras vidas. Hoy, vas a empezar a disfrutar de ese tiempo libre. Vas a probar algo nuevo que nunca has hecho antes.

Probar algo nuevo puede ser algo pequeño y simple, o puede ser algo grande y extenso. Puedes hacer algo tan simple como probar una nueva bebida o tomar una nueva clase, o puedes probar algo increíble como paracaidismo o buceo. Sea lo que sea lo que decidas hacer, intenta que sea algo que siempre has querido probar, pero nunca sentiste que tenías tiempo para completar. O, si realmente no tienes tiempo hoy para completar esa cosa, programa un tiempo para hacerlo y reserva todas las citas necesarias que necesitas para completar esa tarea y hacer algo más pequeño para hoy.

Cuando probamos cosas nuevas Ejercemos nuestra libertad y nuestro derecho a ser lo que queremos ser, y el resultado puede es extremadamente liberador. Es importante que pruebes cosas nuevas de forma regular, ya que esto te permitirá evitar que te sientas mundano y atrapado en un mundo de rutina donde los días se funden entre sí y el tiempo parece poco importante e irrelevante.

Después de hacer probar algo nuevo, haz tus tareas diarias de desafío. Entonces, ¡ya terminaste el día 25 de tu desafío de 30 días!

<u>Día 26</u>

Hoy vas a hacer otra tarea que no tiene nada que ver con las pertenencias materiales. Vas a pasar un día entero sin quejarte. Por un período de 24 horas, usted no se va a quejar de nada en absoluto. Si estás pensando que no te quejas del tiempo, el tráfico, los inconvenientes, las personas o cualquier otra cosa de la que puedas sentirte obligado a quejarte. Simplemente apreciarás la vida cuando y donde pueda, y permanecerá tranquilo y en momentos en los que se sienta estresado, y como si quisiera quejarse de algo.

Cuando nos quejamos en voz alta, reforzamos los pensamientos negativos que tenemos en nuestras cabezas. Puede crear una terrible espiral descendente de pensamientos negativos frecuentes que llegan en situaciones similares, y antes de que lo sepamos, estamos atrapados en hábitos negativos que pueden contenernos y evitar que experimentemos verdadera alegría en la vida. Cuando aprendemos a abstenernos de experimentar externamente estos pensamientos y emociones negativas, aprendemos a tratarlos internamente en un método más positivo también. El resultado puede ser la liberación de pensamientos negativos y emociones negativas duraderas. Aprendemos a abrazar la vida, a ir con el flujo y a aceptar que no todo sucederá de la manera más conveniente posible. Es una de las mejores lecciones que puedes enseñarte a ti mismo.

Además de no quejarse de las 24 horas, debe completar sus tareas diarias de desafío. Pase 20 minutos relajándose, despeje una superficie, done un artículo y escriba su entrada diaria en el diario.

Día 27

Muchas personas acaparan libros, lo que puede convertirse en nosotros teniendo colecciones masivas de títulos que hemos leído, pero que probablemente nunca volverán a mirar. Los libros son valiosos, y el conocimiento que nos ofrecen es incomparable. Sin embargo, también ocupa mucho espacio y puede llegar a ser abrumador y difícil de almacenar con el tiempo. Hoy, usted se va a centrar en el estrechamiento de su colección de libros.

Hay varias maneras de mejorar tu colección de libros, pero primero, vas a empezar con lo que tienes a mano. Comienza revisando cada libro que tienes y poniendo los que nunca volverás a leer en una papelera de donación. Incluso si te encantó el libro, dona. No hay ningún beneficio en almacenarlo si nunca lo volverá a leer. Dona los libros inmediatamente después de que termines de sacarlos del estante. Luego, organiza lo que te queda.

Para abstenerse de construir otra colección masiva de libros, pruebe uno o ambos de estos métodos: comprar libros digitales, o pedir prestado de la biblioteca. Los libros digitales son una maravillosa oportunidad para poseer títulos sin tenerlos ocupando espacio en tu mundo físico. Puedes comprar cualquier título que quieras y tenerlo guardado en una biblioteca en línea donde simplemente puedes leer. Puedes leerlo en cualquier dispositivo digital que tengas que te permita descargar la aplicación de lectura adecuada para leer tus títulos. Tomar prestados libros de una biblioteca es otra gran opción. Algunas personas todavía prefieren leer un libro físico, lo cual está bien. Sin embargo, comprar libros simplemente para tener la capacidad de leerlos físicamente es bastante redundante, especialmente si nunca volverá a leer el libro. En su lugar, pida prestado de la biblioteca.

Una vez que haya terminado de organizar su colección de libros, puede completar sus tareas de desafío diario. ¡Entonces, terminaste por hoy!

Día 28

Hoy, vas a ordenar a través de sus artículos de tocador y eliminar pertenencias innecesarias. Es posible que te sorprendas al darte cuenta de lo mucho que has acaparado en tu baño, ya que tendemos a tener a mano todo tipo de artículos de tocador diferentes. Productos para el cabello, productos de baño, productos para la piel, maquillaje, medicamentos y otros artículos de tocador tienden a acumularse en nuestros baños. Si no tenemos cuidado, nuestros cajones y armarios pueden comenzar a desbordarse, y ya no tendremos espacio para todas nuestras pertenencias.

Comience por vaciar todo de su ducha, armarios, cajones, botiquín y mostradores y ponerlos en un contenedor. Luego, limpie todo a fondo. Asegúrate de que se eliminen los derrames, la suciedad o la acumulación antes de empezar a volver a armar el baño. A continuación, tenga una bolsa de basura a mano. Revisa cada elemento de la bandeja. Cualquier cosa que no uses o quieras debe ser desechada. Cualquier cosa que usted está guardando debe ser almacenada en su respectivo hogar para que usted pueda acceder fácilmente cuando lo necesite. Si encuentras que tienes demasiadas pertenencias o todavía no se ve organizado cuando terminas, considera conseguir organizadores de cajones y caddies para los armarios para ayudarte a mantener todo organizado y en su lugar designado.

Cuando haya terminado, complete sus tareas diarias de desafío.

Día 29

Hoy, vas a limpiar tu billetera y, si tienes una, tu bolso. A menudo almacenamos muchas cosas en nuestras carteras y bolsos que no necesitamos llevar con nosotros. El principal culpable son las cartas innecesarias. Las tarjetas de club, las tarjetas de puntos e incluso las llaves del hotel o las tarjetas de regalo pueden ocupar una gran cantidad de espacio en nuestras carteras. En los bolsos, todo tipo de cosas pueden acumularse. Es hora de ordenarlos y organizarlos por completo.

Tómese el tiempo para ir a través de todas sus tarjetas y todo lo demás dentro de su cartera y bolso y organizarlo correctamente. Tira las cosas, coloca los artículos donde pertenecen y haz un inventario de lo que tienes. Si tiene tarjetas de regalo sin usar o tarjetas de crédito de la tienda, tómelo como una oportunidad para usarlas o venderlas.

No hay necesidad de llevar los alrededores si usted nunca va a utilizarlos realmente.

Una vez que haya terminado, complete sus tareas diarias de desafío. Escribe en tu diario, tómate 20 minutos para relajarte, borrar una superficie y donar un artículo.

<u>Día 30</u>

Para el último día de su desafío, usted va a limpiar su coche. Nuestros coches tienden a convertirse en una instalación de almacenamiento móvil que lleva todo lo que olvidamos traer dentro o tirar. Es hora de conseguir un sistema adecuado en su lugar para que pueda tener su coche estar limpio y organizado para cuando usted está dentro de él.

Comience por llevar una bolsa de basura y un contenedor en su coche. Tira todo lo que hay de basura y tira todo lo demás en la papelera. Cuando haya terminado, alimente el coche y lave las alfombras del suelo. Reemplace sus ambientadores perfumados y cualquier otra cosa en su automóvil que le ayude a mantenerlo sintiéndose y oliendo limpio. Si tienes niños en el auto o tiendes a llevar mucho por negocios, considera invertir en organizadores o contenedores sobre el asiento para tu baúl que te ayudarán a mantener todo organizado correctamente. Luego, reemplace cualquier cosa que necesite estar en su auto de vuelta a su hogar apropiado. Todo lo demás debe ser llevado dentro y organizado en su lugar respectivo dentro de su casa.

Usted debe limpiar su coche de forma regular para evitar que se acumulen con basura y basura que no necesita llevar consigo todos los días.

Cuando haya terminado, complete sus tareas diarias de limpiar una superficie, relajarse durante 20 minutos, donar un artículo y hacer su entrada diaria en el diario. Dado que es el último día de su desafío, también debe seguir adelante y llevar su bandeja de donación al centro de entrega de donaciones.

Libro 4: Aceites Esenciales Para Principiantes

Una Guía Para La Curación Con Aromaterapia Y Recetas De Aceites Esenciales Para La Belleza Y La Salud

Por

Beatrice Anahata

¿Te gustan los aceites esenciales?

Los aceites esenciales son algo que a muchas personas parecen les encanta probar, y tienen una amplia variedad de usos diferentes. Pero, ¿cuáles son los mejores? ¿Cuáles son las mejores maneras de usarlos? ¿Cuáles son los mejores beneficios que puede obtener de estos diferentes aceites, y lo complejo que es usar estos aceites invaluables en su cuerpo y en su hogar?

Obviamente, pueden ayudar a nuestro cuerpo en una tonelada de diferentes medios, pero al mismo tiempo, usted podría preguntarse cuáles son los mejores para usar, y cuáles son los mejores usos para estos. Bueno, estás a punto de averiguarlo.

Por lo general, los aceites esenciales se pueden utilizar por vía tópica, en un difusor, diluidos con un aceite portador como el coco o el aceite de oliva, o pueden utilizarse en agua u otros limpiadores para ayudar a rociarlo en un área. Hay muchas maneras diferentes de usarlas y, a menudo, probablemente te sientas abrumado en cuanto a lo que hace qué. Bueno, vamos a repasar en qué medida estos aceites esenciales pueden ayudarte.

Este capítulo entrará en detalle sobre cómo puede utilizar los aceites esenciales, incluidos los principales beneficios para esto. Son muy fáciles de usar, y puedes empezar con esto de inmediato. Al usarlos, usted será capaz de tener un mejor hogar para usted, y para los demás, y a partir de ahí, usted será capaz de crear una vida mejor para usted también. La medicina natural realmente puede ayudarte, y los aceites esenciales son definitivamente el camino a seguir. Usted será capaz de aprender acerca de los principales beneficios aquí, y qué aceites puede utilizar para lograr estas diversas medidas para ayudar a su vida.

RECETAS BASICAS

Por lo general, se recomienda lo siguiente:

si vas a usar una receta tópica (una receta mezclada suavizada en el cuerpo con un aceite o crema, o aceites esenciales en una compresa, o "ordenada" por ejemplo), siempre inhala directamente primero. La biodisponibilidad es mejor con la inhalación, lo que significa una acción más eficaz y rápida en esa ruta, pero en muchos casos, tópica también es útil ya que funciona más lento y dura más la piel. En otras palabras, para la mayoría de las aplicaciones que piden un tema, también tiene sentido inhalar.

Insomnio

- Simplemente difusa lavanda por la noche en el dormitorio. Simplicidad en su mejor momento. Además, podría agregar unas gotas de lavanda a su lavadora cuando lave sus sábanas y fundas de almohada; se podría poner unas gotas de lavanda en una bola de algodón o en un sobre y meterlo debajo de la almohada.
- Licúe 10 gotas de lavanda, 10 gotas de manzanilla romana, 4 gotas de
- y 4 gotas de salvia esclarea en una onza de aceite portador. Aplicar sobre el cuello, las muñecas y los pies por la noche e inhalar o esparcir. (Me gusta usar los aplicadores de rollerball en una botella de vidrio – fácil cuando estás cansado por la noche y eficaz.)

- Comprar una mezcla de sueño prefabricado. Muchas empresas los ofrecen (incluyendo la mía). Nuestro Zen Sublime Sleep se mezcla en un aceite orgánico para que pueda aplicarse a la piel, así como inhalarse o esparcirse. Aquí está la mezcla y por qué elegí cada EO:
- Lavanda – aceite esencial bien conocido y más utilizado para la asistencia para el sueño. La lavanda calma, calma y nutre. Ayuda a equilibrar el espíritu, y reduce cualquier ansiedad existente. También ayuda a reducir los dolores que pueden obstaculizar el sueño.
- Geranio Rosa – fomenta una sensación de seguridad y protege de la energía o pensamientos perturbadores.
- Naranja – desbloquea la energía; se encuentra en las pruebas clínicas para ser un sedante que calma, empuja hacia abajo el pesimismo y es un tónico para la mente y el cuerpo.
- Neroli – relaja los nervios, calma el corazón y la psique, y ayuda a aliviar el dolor.
- Aceite de cedro – es muy puesta a tierra, un tónico para el sistema nervioso y es por supuesto antiinflamatorio.
- sabia Esclarea – bien conocido para reducir la ansiedad y el estrés, que puede ser la causa del insomnio. Funciona sinérgicamente con lavanda para la sedación y el efecto calmante.

<u>Garganta dolorida</u>

- Hacer una inhalación de vapor de 2 gotas de manzanilla, 3 gotas de lavanda y 1 gota de tomillo.
- Para simplificar, haga una inhalación de vapor de sólo 2 gotas de clavo.

- Después de una inhalación de vapor, masajee la mezcla de 2 gotas de limón, 1 gota de tomillo y 4 gotas de manzanilla en una cucharada de aceite portador en la garganta y el cuello (incluyendo detrás de las orejas.)
- (De Aromahead) Pon una gota de árbol de té en un vaso de agua tibia, mézclalo y luego haz gárgaras. No te preocupes si te tragas un poco, pero trata de escupir la mayor parte. Haz gárgaras así varias veces al día. También puedes poner una gota de sándalo en un poco de jojoba y frotarla en la parte delantera y posterior del cuello.
- Haga esta mezcla para inhalar o esparcir cada 3 horas. 12 gotas de lavanda, 6 gotas de pimienta negra y 3 gotas de mirra.
- Compra una mezcla prefabricada. ¡Hay muchos disponibles!
- Personalmente encuentro que si un dolor de garganta está haciendo su apariencia y realmente no se ha afianzado, inhalo eucalipto cada hora (y a veces también voy a inhalar mirra y / o clavo de olor) y desaparece.

Amigdalitis

- Licúe en 2 cucharaditas de un aceite portador 6 gotas de geranio rosa, 4 gotas de mirra y 2 gotas de naranja o naranja dulce. Masajear cn la garganta y el cuello, e inhalar.
- Poner 1 gota de árbol de té en 1 cucharada de miel más 1 taza de agua tibia, mezclar bien y luego hacer gárgaras (no tragar.)

Tos

- Mezcla 2 gotas de eucalipto, 2 gotas de limón y 1 gota de árbol de té en 2 cucharaditas de miel. Diluir en una taza de agua tibia y gárgaras.
- Para una tos espasmódica: mezclar 2 gotas de ciprés y 1 gota de incienso en una bola de algodón o tejido, inhalar profundamente.
- Para una tos espasmódica (de Aromahead): mezcla 5 gotas de pimienta negra, 5 gotas de incienso y 5 gotas de picace negro en un inhalador de mano personal. Utilícelo según sea necesario.
- Tos seca: Mezclar eucalipto 3 gotas, y tomillo 2 gotas en 1 cucharadita de un portador, masaje en el pecho y la garganta.
- Licúe eucalipto, madera de cedro, pino y mirra en una botella de 1/6 onzas. Inhalar, utilizar en un difusor o vapor de tienda; o mezclar con un aceite portador 1 onza y masajear en la garganta.

Dolor de dientes

- Punto Clavo en una punta Q y toque el área afectada. Ayudará a reducir el dolor y la inflamación.

Congestión

- Haz un vapor de eucalipto. Añade 10 gotas de eucalipto y 10 gotas de aguja de abeto siberiano con 8 gotas de árbol de té y 2 gotas de mirra al agua hirviendo. Haga una tienda de vapor con una toalla e inhale con los ojos cerrados.

- Ponga 2-4 gotas de eucalipto en la esquina de su ducha por la mañana, y deje que el vapor se eleve y le ayude. Asegúrese de poner las gotas donde no se parará o paso para evitar resbalones.
- Mezcla Eucalipto, Mirra, Menta y Limón o esparce cualquiera de estos (tu elección) para ayudar a romper la congestión y respirar mejor. También aclararán el aire.
- Compra una mezcla prefabricada que se puede masajear en el pecho y la garganta, así como inhalar. La nuestra se mezcla en jojoba orgánica y girasol e incluye:
- Eucalipto - beneficios bien conocidos y de amplio alcance, incluyendo seno y aplicaciones respiratorias, aumenta el flujo sanguíneo y ayuda con el agotamiento mental. Se sabe que es antiinflamatorio, antiespasmódico y muy importante, un descongestionante.
- Romero - Además de disminuir los niveles de cortisol (una hormona del estrés que puede entrar cuando usted está enfermo que duele el sistema inmunológico), Aceite de romero tiene propiedades que se cree que son útiles para aliviar los problemas respiratorios y reducir el dolor.
- Juniper Berry - entre sus muchas cualidades, Juniper Berry es un desintoxicante, ayudando a eliminar las toxinas.
- Lima - Las limas, como los limones, están llenas de antioxidantes, bactericidas y otros nutrientes beneficiosos. Ayuda a combatir y proteger contra las infecciones virales que pueden causar el resfriado común. Además, la cal es un antiséptico, lo que significa que puede curar infecciones y proteger contra su desarrollo.

Jaqueca

- Hay diferentes tipos de dolores de cabeza, desde un dolor de cabeza sinusal, migraña a un dolor de cabeza tensional. Estas son algunas sugerencias:
- Para muchos tipos de dolores de cabeza, use una compresa o una toalla fría. moje el paño en agua fría con 2 gotas de lavanda y 1 gota de menta, o 2 gotas de lavanda y 1 gota de geranio rosa (inhale para ver lo que reacciona mejor). Pon la compresa fría en la frente y relájate en una habitación oscurecida.
- Dolor de cabeza general sin razón: 3 gotas de lavanda y 1 gota de menta, utilizar limpio o mezclar en 1 cucharada de un portador. Aplicar y masajear alrededor de las sienes, la parte posterior del cuello y alrededor de la línea del cabello (asegúrese de parchear la prueba primero cualquier EO utilizado limpio.)
- Dolor de cabeza nervioso: 3 gotas de lavanda y 2 gotas de manzanilla o una alternativa es 1 gota de geranio rosa, 2 gotas de limón y 3 gotas de lavanda en 1 cucharada de un portador. Masajee y relájese.
- Dolor de cabeza sinusal: inhalar al vapor 3 gotas de romero, 1 gota de tomillo y 1 gota de menta o eucalipto.
- Sinusitis aguda: Combine 4 gotas de eucalipto, lavanda, menta, pino y árbol de té en un tazón, deje caer en una mecha para un inhalador o bolas de algodón, luego coloque dentro del inhalador personal y use 5 veces al día.
- Haga la misma receta, pero sólo 1 gota de cada uno en agua caliente y haga una inhalación de vapor.

- En una pizca, inhale el eucalipto directamente de la botella con frecuencia.
- Dolor de cabeza de tensión: Mezclar en 1 onza de crema 3 gotas de lavanda, 4 gotas de incienso, 1 gota de romero y 1 gota de Helichrysum. Corre sobre la nuca y las sienes cuando comience la tensión.
- Dolor de cabeza general: Ponga 4 gotas de limón en 1 cucharada de portador, y deje caer en un baño y relájese en la bañera.
- Comprar una mezcla prefabricada, hecha por muchas empresas.

Ataque de ansiedad

- Mezclar 10 gotas cada una de lavanda, geranio y romero y difuso o inhalar.
- Licúe Neroli 7 gotas, lavanda 3 gotas y limón 20 gotas; Difuso.
- Para la culpa y la depresión que estimula la ansiedad: 15 gotas de geranio rosa, 10 gotas de bergamota, lavanda 5 gotas, cúrcuma 5 gotas; Difuso.
- Inhala o esparce Romero o lavanda solo.

Estrés antiguo y llana

- Licúe 3 gotas de lavanda, 3 gotas de bergamota, 1 gota de geranio rosado y 1 gota de incienso en un difusor o inhalador personal.
- Mezcla 3 gotas de Esclarea Sage, 1 gota de limón y 1 gota de lavanda en el difusor o inhalador personal.
- Mezcla de masaje. Licúe en 1 onza de un aceite portador 5 gotas de madera de cedro, 5 gotas de

bergamota, 2 gotas de jazmín o Ylang Ylang y 1 gota neroli.
- Compra una mezcla prefabricada. Nos encanta el nuestro – Zen De-Stress se mezcla en jojoba orgánica y aceite de girasol, e incluye:
  o Lavanda – aceite esencial de lavanda tiene la capacidad de eliminar la tensión nerviosa, aliviar y calmar. El aroma refrescante también ayuda con el agotamiento nervioso y ayuda a reducir la presión arterial.
  o Esclarea Sage – es un antidepresivo entre sus muchos poderes. Ayuda a combatir la depresión y alivia la ansiedad mientras ayuda a aumentar la alegría.
  o Neroli – es también un antidepresivo junto con la celebración de poderes sedantes. Ayuda a alejar la tristeza y levanta el estado de ánimo (por lo que este aceite se utiliza ampliamente en técnicas de aromaterapia.)
  o Manzanilla romana – es excelente para combatir el estrés, y ayuda a aquellos que están deprimidos, solos o temerosos. Ayuda a la calma, y también es bueno para momentos de ira o irritabilidad.

TUMMY RUB PARA LA CONSTIPACION *(De Aromahead)*

- Licúe en 1 onza de crema 7 gotas Sweet Mejorana, 3 gotas de bergamota, 3 gotas de naranja, 2 gotas de Neroli, 1 gota de manzanilla romana y 5 gotas Nardo. Masajear en la barriga varias veces al día.

TUMMY RUB PARA IBS O CALAMBRES *(de Aromahead)*

- Licúe en 2 onzas de una crema 5 gotas de naranja, 5 gotas de manzanilla romana, 5 gotas de sándalo y 4 gotas de bergamota. Masajear en el vientre y bajar la espalda cada pocas horas.
- Mezclar 6 gotas de cúrcuma en un aceite portador. (Añadir 2 gotas de bergamota si lo desea) Masaje en la barriga.
- Mezcla 2-3 gotas de clavo y 4 gotas de CAMOMILLA romana en un aceite de transporte y masajea tu barriga. También puede ayudar a aliviar el gas

Felicidad y relajación

- Para una sensación edificante pero dichosa, mezcle en 1 onza de crema o aceite 2 gotas de geranio rosa, 2 gotas de bergamota, 1 gota de naranja.
- Compra una mezcla prefabricada. Nuestro Zen Air Bliss contiene: Ylang Ylang, naranja dulce, Bergamota, Magnolia y Neroli.

Dolor muscular y rigidez

- Mezclar en 1 onza de un portador como jojoba o baobab: 4 gotas de eucalipto, 4 gotas de pimienta negra, 4 gotas de lavanda y 2 gotas de romero. Frote en la zona afectada según sea necesario (cada 2 horas cuando hay dolor agudo.)
- Puede poner la misma receta en una compresa sin el soporte (frío o caliente). Suelte los aceites esenciales

en un recipiente de agua (calentada o enfriada), revuelva su paño, escurra y aplíquelo. Para obtener más potencia, coloque su solución portadora en la piel; a continuación, aplique la compresión.

Músculos y articulaciones hinchados

- Mezclar en 1 onza de un aceite portador 8 gotas de manzanilla romana, 3 gotas de lavanda, 4 gotas de incienso, 3 gotas de Helichrysum (flor de papel).
- Simplicidad para la artritis o artritis reumatoide: usar incienso o cúrcuma, o mezclar tanto en un aceite o crema; dos veces al día, masajear en las articulaciones afectadas. Incienso difuso o cúrcuma cuando se desee.

Cortes

- Ponga 1-2 gotas de lavanda limpia en el corte, o
- Ponga 1-2 gotas de Helichrysum limpia en el corte, o
- Ponga 1-2 gotas de geranio rosa en el corte.
- Cada uno servirá como un agente antibacteriano y curativo. El geranio rosado tiene una acción de coagulación y ayuda a detener el sangrado. (Mantengo estos 3 en la cocina para uso práctico.) La cúrcuma hace lo mismo, y es bueno como un seguimiento para la curación en un gel o crema.

Calambres en las piernas

- Licúe 2 gotas de menta, 4 gotas de ciprés, 2 gotas de jengibre y 2 gotas de Dulce Mejorana con 4

cucharaditas de aceite portador de su elección y masajee.
- Licúe en 15 ml de aceite de coco u otro aceite portador 5 gotas de aceite de romero, 3 gotas de aceite de lavanda, 2 gotas de cúrcuma y 6 gotas de aceite de Mejorana. Masaje en movimientos circulares.
- En una pizca, simplemente mezcle la menta en aceite de jojoba y masajee.
- Compruebe si sus niveles de calcio, magnesio y potasio están apagados o no están en equilibrio. Esto podría causar calambres, entre otras cosas.

Herpes labial

- (cortesía Aromahead.) Mezclar 30 gotas de sándalo y 3 gotas de eucalipto en 1 onza de gel de aloe vera. Ponlo en el herpes labial o área donde se está desarrollando cada hora.

Acné

- El té de arbol y la baya de enebro son dos aceites esenciales que han sido estudiados y probados con acné. Te de arbol es eficaz en el acné y la piel grasa, y la baya de enebro es un buen antibacteriano para el acné.
- Te de arbol podría ser utilizado "neat" pero hacer la prueba de parche primero. Simplemente deje caer 2-3 gotas de árbol de té sobre el acné o grano dos veces al día. De lo contrario, mezcle en jojoba que funciona bien con la piel.

- Mezcla el té de árbol y el enebro en un gel de aloe o aceite de jojoba, y úsalo como suero para aplacar el aceite y las brotes.

PESTS (Ratones, Ratas, Cucarachas)

- Estas plagas odian o temen a la menta. Ponga 4-5 gotas de menta en una bolsa de té y colóquelas en la parte posterior de los gabinetes de cocina o donde pueda haber agujeros en la pared o gabinetes (puntos de entrada). Del mismo modo, es útil contra arañas y insectos. ¡Asegúrese de que su perro o gato no pueda entrar en la bolsa de té!

Refrescar su hogar

Hemos mencionado algunos usos a lo largo del libro. Estos son solo algunos de ellos:

- Ponga 2 gotas de lavanda en su lavadora o 1 gota en el paño de la secadora al hacer ropa de cama , ¡o cualquier ropa de cama!
- Ponga 1 gota de lavanda en el lavavajillas para ayudar a desinfectar y refrescar.
- Usa tu aceite esencial favorito (limón, lima o bergamota funcionan bien) para limpiar las superficies. Ponga gotas en la botella de pulverización con agua o vinagre blanco.
- Use te de árbol en una toalla de papel para limpiar alrededor de áreas que reciben hongos o moho (dentro de áreas ocultas de lavadora, drenajes, esquinas del baño.

- Esparce tus aceites esenciales favoritos en varias habitaciones para diversas situaciones, tales como: niños enérgicos por la noche – lavanda difusa una hora antes de acostarse (y en el dormitorio si se desea). Enfermos en casa – clavo difuso o eucalipto o limón. Quiere un ambiente tranquilo – incienso difuso. Una alegre: haz una mezcla como Zen Bliss, o naranja dulce, ylang ylang, incienso o bergamota. Duelo – geranio rosa difuso. Esparce tu aceite esencial favorito.
- ¡Hay cientos de recetas y usos más para los aceites esenciales, y espero que esto le ha dado un punto de partida!

Vuélvete salvaje con naranja salvaje

Un aceite esencial que es realmente ideal para muchos remedios caseros, incluyendo problemas del sistema nervioso, es naranja silvestre. Lo primero que notarás en el segundo que tienes esto es que huele completamente increíble, y a la mayoría de la gente le encanta esto por el olor solo. Sin embargo, ¿sabía que hay tantas propiedades para las que puede usar esto? ¿Sabías que puedes usarlo para ayudar con la inflamación, bacterias, problemas del sistema digestivo, e incluso para ayudar con la sedación? Así es, funciona para todos estos, y definitivamente puede ayudarte en tu vida diaria. Usted puede ir salvaje con naranja silvestre, y contiene la mayoría de los beneficios que los aceites esenciales pueden darle.

También es un medio para ayudar a matar realmente las bacterias. Al eliminar unas gotas en un espacio, matará directamente a las bacterias.

Ahora, si decides usar esto en la piel, espera unas 6 horas antes de salir al sol ya que puede causar sensibilidad, y podría quemar la piel.

Si quieres un aceite esencial que huela bien y contenga muchos de los beneficios médicos que estás buscando, entonces no busques más para que la naranja silvestre esté lista para ir y salvar el día. Tener esto, utilizar esto en el cuerpo, y a partir de ahí, usted puede cosechar los beneficios de esto en el sistema, y le permitirá tener una vida mucho mejor como resultado de esto.

Acné

Gracias a la ciencia médica, sabemos que el acné es una afección de la piel agravada por cambios hormonales en el cuerpo, y no una reacción al chocolate. Limpiar la piel adecuadamente ayuda a los afectados por las imperfecciones a combatir la producción de sebo, la sustancia aceitosa que obstruye los poros. Estudios replicados en Australia e India han determinado que el aceite esencial del árbol de té es tan eficaz en la lucha contra el acné (matar las bacterias específicas que causan el acné) como el peróxido de benzoilo farmacéutico, por lo que puede luchar contra una ruptura con un natural, remedio rentable.

Para el acné

Hace 1 tratamiento

- 2 gotas de aceite esencial para té de árbol

1. Por la mañana, lávese la cara con agua y jabón suave y séquela con una toalla limpia.
2. Coloque 2 gotas de aceite esencial de árbol de té en un hisopo de algodón o una bola de algodón.
3. Suavemente, coloque cada grano con el hisopo de algodón o la bola.

Tratamiento nocturno del acné

Hace 10 tratamientos

- 30 gotas de aceite esencial de naranja
- 15 gotas de aceite esencial de semilla de zanahoria
- 5 gotas de aceite esencial de enebro
- 5 gotas de aceite esencial de manzanilla romana

1. En un tazón pequeño de vidrio o metal, mezcle los aceites esenciales de naranja, semilla de zanahoria, enebro y manzanilla romana limpios (sin diluir) y vierta la mezcla en una pequeña botella de vidrio de ámbar oscuro o cobalto (5 ml). Cierre bien el frasco y manténgalo cerrado hasta que esté listo para usar la mezcla.
2. Antes de acostarse, coloque 5 gotas de la mezcla de aceite en un hisopo de algodón o una bola de algodón y frote sobre su acné. Déjalo encendido durante 5 minutos y, a continuación, quita cualquier exceso con un pañuelo de tejido.
3. Aplicar todas las noches hasta que el acné se desvanezca. Almacene la mezcla restante en un lugar fresco fuera de la luz solar directa.

Piel envejecida

La exposición excesiva al sol, el tabaquismo o una dieta baja en antioxidantes pueden hacer que la piel envejezca antes y más rápidamente de lo que nos gustaría. Las propiedades astringentes y regenerativas de los aceites esenciales pueden renovar tu piel y ayudar a ralentizar el proceso de envejecimiento. He elegido aceite de almendras dulces y aceite de jojoba para aceites portadores debido a su textura suave, efectos hidratantes y aromas agradables.

Estiramiento para el envejecimiento de la piel

Hace 4 a 8 tratamientos

- 2 cucharadas de aceite de almendras dulces
- 12 gotas de aceite esencial de sándalo
- 8 gotas de aceite esencial de geranio

1. En un pequeño tazón de vidrio o metal, combine el aceite de almendras dulces con los aceites esenciales de sándalo y geranio. Conservar en una botella de vidrio de 1 onza de ámbar oscuro o cobalto.
2. Después de limpiar la piel, suaviza 1 cucharadita de esta mezcla en la cara y el cuello.
3. Usar una vez al día. Almacene la mezcla restante en un lugar fresco fuera de la luz solar directa.

Las arrugas de ojos de piel envejecida

Hace de 6 a 9 tratamientos

- 6 cucharadas de aceite de jojoba
- 30 gotas de aceite esencial para mirra

1. En un frasco de vidrio de 4 onzas de ámbar oscuro o cobalto, combine el aceite de jojoba y el aceite esencial de mirra. Tapar el frasco y agitar bien para combinar.
2. Con la punta del dedo, o con un hisopo de algodón, aplica suavemente unas gotas en la piel debajo de los ojos y masajea hasta que el aceite se absorba.
3. Usar una vez al día. Almacene la mezcla restante en un lugar fresco fuera de la luz solar directa.

Ambientador

¿Cómo entra ese olor rancio en tu casa? Si tiene que mantener las ventanas cerradas durante un largo invierno, todavía puede refrescar el aire en el interior con aceites esenciales. Una simple mezcla de estos aceites con agua proporcionará suficiente poder desodorizante natural para evitar que gaste dinero en ambientadores a base de productos químicos perfumados.

Spray de refrescante de aire de pino

Hace 16 onzas

- 2 tazas de agua
- 16 gotas de aceite esencial de eucalipto
- 16 gotas de aceite esencial de pino
- 16 gotas de aceite esencial para árbol de té

1. En una botella de vidrio o spray de metal, combine el agua con los aceites esenciales de eucalipto, pino y árbol de té. Tapar la botella y agitar bien para combinar.
2. Niebla este ambientador alrededor de su casa donde sea, y cuando sea, hará algo bueno.
3. Almacene la mezcla restante en un lugar fresco fuera de la luz solar directa.

NOTA: Además de los aceites esenciales utilizados en esta receta, muchas otras combinaciones de aceites esenciales también funcionarán: limón y eucalipto para un aroma limpio, o naranja, clavo de olor y sándalo para notas cálidas y brillantes.

Ira

¿Con qué frecuencia escuchamos que debemos dar un paso atrás y respirar profundamente cuando algo nos enoja? Aquí hay una manera de hacer que esa pausa para respirar sea lo más eficaz posible: Perfumarla con los efectos calmantes de la aromaterapia. Estas recetas te ayudarán a encontrar las fragancias que te traen de vuelta a la tierra, ya sea que las uses en casa, en el coche o en la oficina.

Tratamiento del difusor de la ira

Hace 1 difusión

- 3 gotas de manzanilla (alemán o romana) aceite esencial
- 3 gotas de aceite esencial de abeto bálsamo
- 3 gotas de aceite esencial de rosa
- 3 gotas de aceite esencial de sándalo

1. Al agua del difusor, agregue los aceites esenciales de manzanilla, abeto balsámico, rosa y sándalo y enciéndalo. Deje que el difusor funcione durante al menos 15 minutos. Respirar.

Mezcla de spray para la ira

Hace 1 onza

- 2 cucharadas de agua destilada
- 3 gotas de aceite esencial de lavanda
- 1 gota de aceite esencial de salvia de salvia
- 1 gota de aceite esencial de gálbano
- 1 gota de aceite esencial de menta

1. En una botella de vidrio de 1 onza o en aerosol de metal, combine el agua con los aceites esenciales de lavanda, salvia, gálbano y menta. Tapar la botella y agitar bien para combinar.
2. Rocíe esta mezcla en casa, en el coche, o úsela (judicialmente) en un área de su lugar de trabajo donde pueda disfrutarla sin objeciones de sus compañeros de trabajo. Si tiene una oficina con una puerta, cierre la puerta antes de rociar.
3. Almacene la mezcla restante en un lugar fresco fuera de la luz solar directa hasta que la necesite de nuevo.

Ansiedad

Muchos aceites esenciales pueden ayudar a aliviar la ansiedad que viene con el trabajo diario y la vida. Las soluciones sugeridas aquí pueden traer relajación y liberación cuando los eventos del día abruman su sensación de bienestar. La leche ayuda a la absorción de los aceites en el agua del baño, para que no floten en la parte superior.

Baño liberador de ansiedad

Hace 1 tratamiento

- 1/2 taza de leche
- 4 gotas de aceite esencial de sándalo
- 1 gota de aceite esencial ylang-ylang

1. En un tazón pequeño de vidrio o metal, mezcle la leche con los aceites esenciales de sándalo y ylang-ylang.
2. Correr un baño caliente y luego añadir la leche y los aceites al agua tibia.
3. Entra, respira los aromas y relájate.

Spray para reducir la ansiedad

Hace 2 onzas

- 4 cucharadas de agua destilada
- 6 gotas de aceite esencial de lavanda
- 2 gotas de aceite esencial de madera de cedro
- 2 gotas de aceite esencial de geranio
- 2 gotas de aceite esencial de menta

1. En una botella de vidrio de 4 onzas o spray de metal, mezcle el agua con los aceites esenciales de lavanda, madera de cedro, geranio y menta. Tapar la botella y agitar bien para combinar.
2. Rocíe 2 o 3 bombas en su casa o coche, según sea necesario.
3. Almacene la mezcla restante en un lugar fresco fuera de la luz solar directa. Recuerde agitar de nuevo antes de cada uso.

Artritis

Dondequiera que el dolor de la artritis golpee, una aplicación tópica de aceites esenciales con sus propiedades antiinflamatorias puede ayudar a aliviar las articulaciones rígidas y doloridas. Los aceites esenciales de clavo de olor y sándalo también pueden proporcionar un alivio penetrante del dolor. Además de los aceites esenciales bíblicos, añadir onagra de noche, un aceite portador que es uno de los aceites antiinflamatorios más eficaces de la naturaleza. Si no se dispone de onagra, el aceite de jojoba o el aceite de almendras dulces son buenos sustitutos.

<u>Frotar para aliviar el dolor de la artritis</u>

Realiza 6 tratamientos

- 2 cucharadas de aceite de onagra
- 15 gotas de aceite esencial de clavo de olor
- 15 gotas de aceite esencial de sándalo

1. En una botella de vidrio de 2 onzas de ámbar oscuro o cobalto, mezcle el aceite de onagra con los aceites esenciales de clavo de olor y sándalo. Tapar la botella y agitar bien para combinar.
2. Aplicar aproximadamente 1 cucharadita de esta mezcla directamente en la zona afectada y masajearla en la piel.
3. Repita según sea necesario para el dolor. Almacene la mezcla restante en un lugar fresco fuera de la luz solar directa.

frotar en frio para la artritis

Realiza 12 tratamientos

- 4 cucharadas de aceite de onagra
- 24 gotas de aceite esencial de eucalipto
- 24 gotas de aceite esencial de abeto bálsamo
- 12 gotas de aceite esencial de menta

1. En una botella de vidrio de 4 onzas de ámbar oscuro o cobalto, mezcle el aceite de onagra con el eucalipto, el abeto balsámico y los aceites esenciales de menta. Tapar la botella y agitar bien para combinar.
2. Aplicar 1 cucharadita de esta mezcla directamente en la zona afectada y masajearla en la piel.
3. Almacene la mezcla restante en un lugar fresco fuera de la luz solar directa.

Asma

Nada es más aterrador que ver a su hijo con asma luchar para respirar, o sentir la restricción en sus propias vías respiratorias. Los aceites esenciales pueden ayudar a aliviar los síntomas del asma a través de la inhalación, especialmente cuando se activan con calor. Un ataque de asma puede ser mortal, por lo que si el uso de estos métodos no mejora la respiración, use sus medicamentos recetados y busque la ayuda de su médico o visite una sala de emergencias, según sea necesario. Todavía puede utilizar los siguientes métodos para complementar las instrucciones de su médico, pero restaurar la respiración es la primera prioridad.

Alivio del vapor para el asma

Hace 1 tratamiento

- 3 tazas de agua
- 1/2 cucharadita (25 gotas) de aceite esencial de eucalipto
1. En una olla pequeña a fuego alto, calienta el agua hasta que se cocine a fuego lento.
2. Apague el calor y agregue el aceite esencial de eucalipto.
3. Coloque un través o una almohadilla caliente en una superficie sobre la que pueda doblar la cabeza. Coloque la olla en el trivet. Cúbrase la cabeza con una toalla y agáchese sobre el agua humeante, usando la toalla para atrapar el vapor. Respira profundamente.

4. Sube a tomar aire fresco cuando lo necesites, y continúa respirando el vapor hasta que el agua se enfríe.
5. Haz esto tan a menudo como quieras, refrescando el agua con agua caliente nueva y aceite esencial de eucalipto.

NOTA : Puede sustituir el aceite esencial de lavanda o menta por el eucalipto.

Masaje de vapor de asma

Realiza 4 tratamientos

- 1/4 de taza de aceite de oliva
- 12 gotas de aceite esencial de lavanda
- 8 gotas de aceite esencial de geranio
- 2 gotas de aceite esencial de incienso
- 2 gotas de aceite esencial de menta

1. En una botella de vidrio de 4 onzas de ámbar oscuro o cobalto, combine el aceite de oliva con los aceites esenciales de lavanda, geranio, incienso y menta. Tapar la botella y agitar bien para combinar.
2. Frote aproximadamente 1 cucharada de la mezcla sobre el pecho. Este remedio es particularmente eficaz justo antes de acostarse, por lo que después de la aplicación, cubrir con una camiseta vieja o una camisa de pijama.
3. Almacene la mezcla restante en un lugar fresco fuera de la luz solar directa.

Dolor de espalda

Si sabes que tu dolor de espalda proviene de las horas que pasas de pie en el trabajo, el nuevo entrenamiento que tomaste con un poco demasiado entusiasmo, o la noche demasiado tarde que pasaste en el teclado, estos remedios te ayudarán a aflojar los músculos y quitar el dolor. Sin embargo, si tienes una rotura de disco o una lesión grave, consulta con tu médico antes de comenzar cualquier plan de atención alternativo.

frote y alivie el dolor de espalda

Hace de 3 a 4 tratamientos

- 2 cucharadas de aceite de oliva
- Aceite esencial de alambre de 10 gotas
- 10 gotas de aceite esencial de romero
- 6 gotas de aceite esencial de lavanda
- 4 gotas de aceite esencial de casia
- 4 gotas de aceite esencial de eucalipto

1. En un tazón pequeño de vidrio o metal, mezcle el aceite de oliva con los aceites esenciales de álamos, romero, lavanda, casia y eucalipto.
2. Frota (o haz que alguien frote) parte de la mezcla en los músculos doloridos de la espalda.
3. Haga esto dos veces al día hasta que el dolor disminuya. Almacene la mezcla restante en una botella de vidrio de 1 onza de ámbar oscuro o cobalto en un lugar fresco fuera de la luz solar directa.

Remojo para el dolor de espalda

Hace 1 tratamiento

- 1/2 taza de sal de Epsom
- 10 gotas de aceite esencial de salvia de esclarea
- 10 gotas de aceite esencial de lavanda

1. En un tazón pequeño de vidrio o metal, usa una cuchara para combinar la sal de Epsom con los aceites esenciales de salvia y lavanda.
2. Corre un baño caliente. Agregue la mezcla de sal al agua de una vez
3. Remoje en la bañera durante 15 a 20 minutos.

Cuidado del baño

Si los olores de amoníaco y cloro no te atraen, varios aceites esenciales y bicarbonato de sodio inodoro pueden cambiar la forma en que limpias y desinfectas tu baño.

Spray de lechada de baño

Hace 16 onzas

- 2 tazas de agua
- 2 cucharaditas (200 gotas) de aceite esencial para árbol de té

1. En una botella de vidrio o spray de metal, mezcle el agua y el aceite esencial del árbol de té. Tapar la botella y agitar bien para combinar.
2. Spritz la mezcla en lechada o calafateo que ha picado. No lo enjuagues, deja que funcione en las manchas. Repita según sea necesario para derrotar el moho y el moho.
3. Almacene la mezcla restante en un lugar fresco fuera de la luz solar directa.

Limpiador de bañera

Hace 1 aplicación

- 1 taza de bicarbonato de sodio
- 24 gotas de aceite esencial de pomelo
- 24 gotas de aceite esencial para árbol de té

1. En un tazón mediano de vidrio o metal, mezcle el bicarbonato de sodio con los aceites esenciales de pomelo y árbol de té.
2. Espolvorea este polvo en la bañera y frota con una esponja o cepillo.
3. Enjuagar con agua. La acumulación de jabón ceroso se enjuagará.

Limpiador de aseo

Hace 20 onzas (6 a 10 usos)

- 2 1/4 tazas de agua
- 1/4 de taza de jabón de castilla líquido sin aroma
- 4 gotas de aceite esencial de lavanda
- 4 gotas de aceite esencial de limón
- 4 gotas de aceite esencial para árbol de té

1. En una botella de vidrio de 32 onzas o spray de metal, combine el agua, el jabón de castilla y los aceites esenciales de lavanda, limón y árbol de té. Tapar la botella y agitar bien para combinar.
2. Rocíe esto en su inodoro y frota con un cepillo.
3. Enjuague para enjuagar. Almacene la mezcla restante en un lugar fresco fuera de la luz solar directa.

Ampollas

Cuando el líquido queda atrapado debajo de la piel, forma una ampolla, como una burbuja en la superficie. Las ampollas pueden ser dolorosas cuando estallan y el tejido subyacente puede infectarse. A veces estas burbujas se forman como resultado del herpes simple o el pie de atleta. He aquí cómo evitar que se conviertan en algo más que una molestia.

Tratamiento desinfectante de Blister

Hace 5 tratamientos

- 10 gotas de aceite portador de elección
- 5 gotas de benzoína (onycha) aceite esencial
- 5 gotas de aceite esencial de lavanda
- 5 gotas de aceite esencial de mirto

1. En una pequeña botella de vidrio de ámbar oscuro o cobalto (5 ml), agregue el aceite portador seguido de los aceites esenciales de benzoína, lavanda y mirto. Tapar la botella y agitar bien para combinar.
2. Aplicar unas 5 gotas en un hisopo de algodón y dar palmaditas suavemente en la piel rota, poniendo el aceite debajo de la piel rota y en contacto con la capa expuesta.
3. Cubra con un vendaje adhesivo o use una piel de mole en forma de rosquilla para proteger el área si necesita usar zapatos.

4. Aplicar dos veces al día hasta que se cierre la piel con ampollas. Almacene la mezcla restante en un lugar fresco fuera de la luz solar directa.

<u>Cuidado interino de Blister</u>

Hace 1 tratamiento

- 1 a 2 gotas de manzanilla alemana o aceite esencial de incienso

1. Una vez que la piel muerta se haya levantado naturalmente lejos de la mancha con ampollas, recórtela cuidadosamente.
2. Trata la nueva piel debajo con 1 a 2 gotas de aceite esencial diariamente hasta que se endurezca.

Hinchazón

La molestia leve a grave de la hinchazón puede ser un síntoma de muchas cosas: indigestión general, alergias o sensibilidades alimentarias, obstrucción intestinal o incluso enfermedad grave. El aceite esencial de limón actúa como un diurético natural, que puede ayudar a que las cosas se muevan de nuevo; el cilantro y la menta tienen propiedades que alivian el gas y la hinchazón. Si el tiempo y el remedio natural proporcionado aquí no alivian la situación, busque la ayuda de su médico.

alivio de la hinchazón

Hace 1 tratamiento

- 6 gotas de aceite de oliva
- 2 gotas de aceite esencial de cilantro
- 2 gotas de aceite esencial de limón
- 2 gotas de aceite esencial de menta

1. En un tazón pequeño de vidrio o metal, mezcle el aceite de oliva con los aceites esenciales de cilantro, limón y menta.
2. Con las yemas de los dedos, aplique la mezcla en el sentido de las agujas del reloj hacia el abdomen.
3. Acuéstate a tu lado izquierdo durante 15 minutos. Respira los aromas de los aceites esenciales para ampliar su eficacia y ayudarte a relajarte.

Olor corporal

El olor corporal proviene de bacterias que prosperan en el cuerpo cuando sudas, por lo que las personas que son más activas físicamente son más propensas a producir un olor. Puede usar desodorantes comerciales para combatir esto, pero los aceites esenciales proporcionan una opción natural que puede ser una mejor opción para su estilo de vida.

Spray desodorante

Hace 3 onzas (5 a 6 aplicaciones)

- 6 cucharadas de alcohol de grano
- 30 gotas de aceite esencial para té de árbol

1. En una botella de vidrio de 4 onzas o spray de metal, mezcle el alcohol con el aceite esencial del árbol de té. Tapar la botella y agitar bien para combinar.
2. Rocíe esto en las axilas limpias después de ducharse. Almacene la mezcla restante en un lugar fresco fuera de la luz solar directa.

NOTA: Para el alcohol de grano, recomiendo Everclear. Además del aceite esencial del árbol de té utilizado en esta receta, los aceites esenciales de lavanda, limón, pino o menta también son antibacterianos, y funcionarán bien si lo prefieres.

Desodorante Stick

Hace 1 palo de desodorante

- 1/4 de taza de bicarbonato de sodio sin aluminio
- 1/4 de taza de raíz de flecha o almidón de maíz
- 5 gotas de uno de los siguientes aceites esenciales antibacterianos:
- aceite esencial de comino
- aceite esencial de geranio
- aceite esencial de lavanda
- aceite esencial de limón
- aceite esencial de cal
- aceite esencial de pino
- aceite esencial de menta
- aceite esencial de tomillo
- 3 a 5 cucharadas de aceite de coco
- 1 recipiente desodorante de palito vacío

1. En un tazón pequeño de vidrio o metal, mezcle el bicarbonato de sodio y la raíz de flecha con el aceite esencial de su elección.
2. Una cucharada a la vez, agregue el aceite de coco y mezcle con una batidora de pastelería hasta que esté completamente mezclado en una consistencia de pasta. Presione esto en su recipiente de desodorante y deje reposar hasta que el aceite de coco se solidifique.
3. Aplicar según sea necesario. Almacene la mezcla restante en un lugar fresco fuera de la luz solar directa.

<u>Varilla desodorante para climas calientes</u>

Hace 1 palo de desodorante

- 11.2 cucharaditas de aceite de semilla de uva
- 3/4 de cucharadita de manteca de karité
- 3/4 de cucharadita de glicerina vegetal
- 1 cucharada de bicarbonato de sodio
- 3 gotas de aceite esencial de casia o absoluto
- 3 gotas de aceite esencial de eucalipto
- 3 gotas de aceite esencial de menta
- 3 gotas de aceite esencial de pino
- 3 gotas de aceite esencial de cistus

1. En un tazón pequeño de vidrio o metal, combine el aceite de semilla de uva, la manteca de karité y la glicerina.
2. Microondas durante 10 segundos en alto, o hasta que la manteca de karité se derrita.
3. Agregue el bicarbonato de sodio y los aceites esenciales de casia, eucalipto, menta, pino y cistus. Vierta la mezcla en un recipiente de desodorante vacío.
4. Refrigere hasta que se solidifique y manténgalo refrigerado entre usos.

NOTA: Este desodorante es especialmente bueno para su uso en climas cálidos porque la manteca de karité trabaja para combatir el olor a altas temperaturas.

Bronquitis

Cuando el sistema respiratorio se inflama con la enfermedad respiratoria conocida como bronquitis, produce exceso de moco y largos espasmos de tos. La bronquitis puede empeorar y provocar neumonía, y puede ser un indicador de una afección más grave, como la enfermedad pulmonar obstructiva crónica. El eucalipto y el romero son eficaces para abrir pasajes bronquiales restringidos, por lo que el tratamiento directo puede ser útil. Si su caso no responde a estos tratamientos en uno o dos días, busque el consejo de su médico.

Difusión de eucalipto de bronquitis

Hace 1 difusión

- 5 gotas de aceite esencial de eucalipto

1. A un difusor, agregue el aceite esencial de eucalipto. Lleve el difusor a un espacio contenido, como un dormitorio cerrado.
2. Encienda el difusor y déjelo correr hasta que todo el aceite se haya difuminado.

Tratamiento de vapor de bronquitis

Hace 1 tratamiento

- 3 tazas de agua

- 1/2 cucharadita (25 gotas) de eucalipto o aceite esencial de romero

1. En una cacerola pequeña a fuego alto, calienta el agua a fuego lento.
2. Apague el calor y agregue el aceite esencial de eucalipto.
3. Coloque un trivet o una almohadilla caliente en una superficie sobre la que pueda doblar la cabeza. Coloque la olla en el trivet. Cúbrase la cabeza con una toalla y agáchese sobre el agua humeante, usando la toalla para atrapar el vapor. Respira profundamente.
4. Sube a tomar aire fresco cuando lo necesites, y continúa respirando el vapor hasta que el agua se enfríe.
5. Haz esto tan a menudo como quieras, refrescando el agua con agua caliente nueva y aceite esencial.

Picaduras de insectos

Cuando los mosquitos pican, queremos alivio lo más rápido que podamos conseguirlo. Los aceites esenciales con propiedades antipicor pueden resolver este problema en cuestión de minutos, y se pueden aplicar tan a menudo como sea necesario hasta que desaparezcan las protuberancias. Las picaduras de abejas son un problema más grave: pueden causar dolor, fiebre e incluso dolores de cabeza, y las personas alérgicas a ellas pueden tener reacciones más peligrosas. Si el aguijón permanece en la herida, puede crear mayor dolor e hinchazón. Compruebe primero con una lupa y retire la aguijón con pinzas, o raspando con una tarjeta de crédito. Cuando el aguijón se ha ido, aplicar un aceite esencial que tiene propiedades antihistamínicos y antiinflamatorios.

Tratamiento de picazón de mordedura de insectos

Hace 1 tratamiento

- 1 gota de lavanda, menta o aceite esencial verde invernal
1. Aplicar 1 gota del aceite esencial de elección directamente en la picadura cada 15 minutos durante la primera hora después de la picadura. Los 3 aceites enumerados tienen propiedades antipruríticas (anti-picor), por lo que aliviarán la incomodidad de la picadura de insectos.
2. Después de la primera hora, aplica 1 gota de cualquiera de estos aceites 3 veces al día hasta que la picadura deje de molestarte.

Compresa fría de la picadura de abeja

Hace 1 tratamiento

- 2 tazas de agua fría
- 10 gotas de aceite esencial de galbano
- 1 gota de manzanilla (alemán o romano) aceite esencial

1. En un tazón mediano de vidrio o metal o en una cuenca baja, mezcle el agua y el aceite esencial de galbano.
2. Remoje una toalla de mano en el agua, lo que le permite absorber el líquido.
3. Escurra la toalla y colóquela en la picadura de la abeja. Envuélvalo en su lugar con una toalla de segunda mano y una envoltura de plástico.
4. Si puedes, deja esto encendido durante varias horas (cambia la compresa con una fresca a medida que se calienta), y derrotarás la hinchazón y calmarás el dolor.
5. Una vez que retire la compresa, aplique 1 gota de aceite esencial de manzanilla sin diluir, 3 veces al día, directamente en la ubicación de la picadura.

Repelente de insectos

Aquí encontrará información para mantener a raya a los mosquitos y otros insectos que muerden. Citronella es bien conocido como un repelente de mosquitos eficaz, y se puede comprar velas, aceite de lámpara, y un número de otros productos que lo dispensan. En el primer remedio a continuación, obtiene un impulso de un número de otros aceites eficaces de la naturaleza. Si bien pocas sustancias son tan eficaces para perseguir mosquitos como el químico conocido como DEET, la citronela también está científicamente probada para protegerse de los insectos, especialmente cuando se mezcla con extracto de vainilla puro (el mismo tipo que usas en la cocción, pero asegúrate de que sea puro vainilla y no imitación).

Repelente de insectos naturales

Realiza 2 o 3 aplicaciones

- 2 cucharadas de alcohol de grano o alcohol para frotar
- 12 gotas de aceite esencial de citronela
- 12 gotas de aceite esencial de eucalipto
- 6 gotas de aceite esencial de madera de cedro
- 6 gotas de aceite esencial de geranio

1. En un tazón pequeño de vidrio o metal, mezcle el alcohol con los aceites esenciales de citronela, eucalipto, madera de cedro y geranio. Revuelva para combinar bien. Transfiera a una botella de vidrio de 2 onzas o a una botella de aerosol de metal.

2. Aplicar con moderación sobre la piel, ya que está altamente concentrado.
3. Utilícelo según sea necesario en la ropa (excepto la seda, que se teñirá al contacto) y en el borde de su sombrero en lugar de aplicar sobre su piel.
4. Almacene cualquier repelente restante en una botella de vidrio de 1 onza de ámbar oscuro o cobalto en un lugar fresco fuera de la luz solar directa hasta que lo necesite de nuevo.

NOTA: Para el alcohol de grano, recomiendo Everclear.

Repelente de insectos de citronella y vainilla

Hace 8 onzas

- 1 taza de agua
- 1 cucharada de extracto puro de vainilla
- 6 gotas de aceite esencial de lavanda
- 4 gotas de aceite esencial de hierba de limón
- 3 gotas de aceite esencial de citronela
- 2 gotas de aceite esencial de jengibre

1. En una botella de vidrio de 12 onzas o spray de metal, combine el agua con el extracto de vainilla y los aceites esenciales de lavanda, hierba de limón, citronela y jengibre. Tapar la botella y agitar bien para combinar.
2. Rocíe sobre su piel y ropa (pero no seda, que se manchará al contacto) y alrededor del borde de su sombrero.

No rocíe en su cara.

3. Repita según sea necesario para disuadir a los mosquitos. Almacene la mezcla restante en un lugar fresco fuera de la luz solar directa.

Celulitis

Las mujeres tienden a tener más grasa corporal que los hombres, y la piel de una mujer tiene una capa externa más delgada que la piel de un hombre. Cuando los paquetes de grasa en la piel de las mujeres justo debajo de la epidermis se agrandan, se convierten en la piel visible del "queso de la casa" que conocemos como celulitis. Lamentablemente, no se ha descubierto ningún método que haga desaparecer la celulitis, pero algunos aceites esenciales pueden ayudar a descomponerla y hacerla menos visible.

Masaje diario de celulitis

- Hace 8 onzas (10 a 14 tratamientos)
- 1 taza de aceite de semilla de uva
- 20 gotas de aceite esencial de inidón
- 20 gotas de aceite esencial de enebro
- 10 gotas de una de las siguientes:
- aceite esencial de ciprés
- aceite esencial de pomelo
- aceite esencial de limón
- aceite esencial de romero
- aceite esencial de salvia

1. En un pequeño tazón de vidrio o metal, combine el aceite de semilla de uva con los aceites esenciales de inino y enebro, y el aceite esencial de elección. Mezcla bien.
2. Antes de usar el aceite de masaje, usa un cepillo de cuerpo seco (como un cepillo de sisal) para

cepillar suavemente las zonas afectadas por la celulitis del cuerpo hasta que la piel esté rosada.
3. Diariamente, masajee el aceite en sus áreas de celulitis durante 10 minutos para disminuir su apariencia.
4. Almacene la mezcla restante en una botella o frasco de vidrio de ámbar oscuro o cobalto en un lugar fresco fuera de la luz solar directa.

Tratamiento de Celulitis Helichrysum

Hace 1 tratamiento

- 1 cucharada de aceite de oliva
- 5 gotas de aceite esencial de helichrysum

1. En un tazón pequeño de vidrio o metal, mezcle el aceite de oliva y el aceite esencial de helichrysum.
2. Diariamente, masajea esta mezcla en las áreas problemáticas de la celulitis hasta que se absorba en la piel y veas resultados.

NOTA: El aceite esencial de Helichrysum es un antiinflamatorio natural, por lo que es eficaz para una amplia gama de problemas de la piel. Si no estás viendo los resultados que quieres de tu masaje diario (y ya te has quitado algo de peso y estás haciendo ejercicio regularmente), prueba a agregar esto a tu régimen diario.

Labios agrietados

Ya sea que vivas en un clima con seis meses de invierno amargo o en el desierto seco, sabes qué malestar pueden crear los labios agrietados. Estos sencillos remedios te dan un alivio hidratante junto con los poderes regeneradores de los aceites esenciales. El que usas es enteramente una cuestión de preferencia personal; algunas personas prefieren el gel de aloe vera claro y brillante en sus labios, mientras que otros como la riqueza de la manteca de karité.

Gel de labios agrietados

Hace 1 tratamiento

- 1 gel de aloe vera de gota grande
- 1 gota de incienso o aceite esencial de mirra

1. Coloque 1 gota de gel de aloe vera en el dedo índice.
2. Agregue 1 gota de su aceite esencial de su elección.
3. Suave entre el dedo y el pulgar para mezclar.
4. Aplíquelos en los labios. Repita con la frecuencia que desee para combatir la sequedad y el agrietamiento.

Manteca de karité para labios agrietados

Hace 1 tratamiento

- 1 manteca de karité de 1 yema de los dedos (aproximadamente 1/4 de cucharadita)
- 1 gota de aceite esencial de cistus

1. Coloque la manteca de karité en el dedo índice.
2. Añadir 1 gota de aceite esencial de cistus.
3. Suave entre el dedo y el pulgar para mezclar.
4. Aplíquelos en los labios. Repita con la frecuencia que desee para combatir la sequedad y el agrietamiento.

NOTA: Si no tiene aceite esencial de cistus, funcionará la lavanda, la mirra o el aceite esencial de incienso.

Sabañones

Si has estado expuesto a afecciones frías y húmedas durante largos períodos, es posible que conozcas la incomodidad de los sabañones, también conocido como pernio. Las manchas pequeñas, hinchadas y con picazón en los dedos de las manos, los dedos de los pies, las orejas y la nariz no son potencialmente mortales, pero pueden ser una molestia.

Tratamiento de capas de chilblains

Hace 1 tratamiento

- 1 gota de aceite esencial para mirra
- 1 gota de aceite esencial de lavanda
- 1 gota de aceite esencial de helichrysum
- 3 gotas de aceite de almendras dulces

1. Con las yemas de los dedos, aplique el aceite esencial de mirra en la zona afectada.
2. A continuación, aplicar el aceite esencial de lavanda en la parte superior de la mirra.
3. Ahora aplique el aceite esencial de helichrysum sobre la lavanda.
4. Cubra estos con el aceite de almendras dulces.
5. Repita esto hasta 4 veces al día hasta que los sabañones se curen.

Relajante sándalo y cedros baño para chilblains

Hace 5 tratamientos

- 5 cucharadas de aceite de caléndula
- 6 gotas de aceite esencial de madera de cedro
- 6 gotas de aceite esencial de lavanda
- 6 gotas de aceite esencial de sándalo

1. En una botella de vidrio de 4 onzas de ámbar oscuro o cobalto, combine el aceite de caléndula con los aceites esenciales de madera de cedro, lavanda y sándalo. Tapar la botella y agitar bien para combinar.
2. Ejecuta un baño caliente y, mientras el agua está corriendo, agrega 1 cucharada de la mezcla al agua tibia.
3. Remoje durante al menos 15 minutos.
4. Repita diariamente hasta que los sabañones se curen.
5. Almacene el aceite de baño restante en un lugar fresco fuera de la luz solar directa.

Resfriados y gripe

Los estornudos, los olfatos, la congestión respiratoria superior, la tos y la fiebre de bajo grado son síntomas comunes de la enfermedad más ubicua y contagiosa del mundo. No hay cura para el resfriado común y no hay manera fácil de combatir la gripe, pero puede armarse contra la próxima embestida manteniendo algunos aceites esenciales antivirales y que combaten los síntomas a mano, incluyendo eucalipto, abeto, incienso, lavanda, limón, mirra, mirto, menta, y el té de arbol.

Vapor de lucha contra el frío y la gripe

Hace 1 tratamiento

- 1 a 11/2 tazas de agua caliente al vapor
- 1 gota de aceite esencial de abeto bálsamo
- 1 gota de aceite esencial de lavanda
- 1 gota de aceite esencial para mirra
- 1 gota de aceite esencial para árbol de té
    1. En un recipiente mediano de vidrio o metal sobre una superficie a prueba de calor, vierta el agua caliente.
    2. Agregue los aceites esenciales de abeto, lavanda, mirra y árbol de té.
    3. Coloque un trivet o una almohadilla caliente en una superficie sobre la que pueda doblar la cabeza. Coloque el tazón en el trivet. Cúbrase la cabeza con una toalla y agáchese sobre el agua humeante, usando la toalla para atrapar el vapor. Respira profundamente.

4. Sube a tomar aire fresco cuando lo necesites, y continúa respirando el vapor hasta que el agua se enfríe.
5. Repita este proceso tantas veces como desee.

<u>Vapor para resfriados y gripe</u>

Hace 5 tratamientos

- 2 cucharadas de aceite de almendras dulces o aceite de jojoba
- 15 gotas de aceite esencial de romero
- 10 gotas de aceite esencial de eucalipto
- 5 gotas de aceite esencial de limón
  1. En una botella de vidrio de 2 onzas de ámbar oscuro o cobalto, combine el aceite de almendras dulces con los aceites esenciales de romero, eucalipto y limón.
  2. Frota suavemente esta mezcla en el pecho, el cuello, los pómulos y alrededor de la nariz, siguiendo la línea de las cavidades
  3. Repita de 2 a 3 veces al día hasta que los síntomas despejen. Almacene la mezcla restante en un lugar fresco fuera de la luz solar directa.

Cólico

Cuando tu bebé llora incontrolablemente durante horas a la vez, y continúa llorando así más de tres días a la semana durante varias semanas seguidas, tiene cólicos y tienes noches sin dormir y altos niveles de estrés. La condición no es permanente, pero ningún padre puede soportar oír llorar a su bebé sin hacer algo para calmarla.

Masaje cólico

- Hace 1 tratamiento
- 1 cucharadita de aceite de almendras dulces
- 1 gota de aceite esencial de geranio
- 1 gota de aceite esencial de lavanda

1. En la palma de la mano, mezcla el aceite de almendras dulces con los aceites esenciales de geranio y lavanda hasta que estén calientes.
2. Con un poco de aceite en las yemas de los dedos, frota suavemente esta mezcla en un movimiento circular en el sentido de las agujas del reloj en el estómago de tu bebé.
3. Cuando el bebé se vuelva más tranquilo, gírelo sobre su estómago y continúe con el suave masaje en su espalda.

Compresa caliente para el cólico

- Hace 1 compresión
- 2 tazas de agua tibia

- 1 gota de aceite esencial de lavanda

1. En un pequeño tazón de vidrio o metal, combine el agua y el aceite esencial de lavanda.
2. Coloque un paño sobre la superficie del agua y deje que se sature.
3. Levante el paño del agua y retorcer el exceso de agua.
4. Mientras tu bebé se acuesta boca arriba, coloca la compresa húmeda sobre su estómago. Una vez que la compresa se enfríe hasta el punto de que ya no mantiene a su bebé caliente y cómodo, retírelo.
5. Si el llanto comienza de nuevo, repita el proceso.

Conjuntivitis

La conjuntivitis, o "ojo rosado", es una infección de la membrana transparente que cubre la parte blanca del ojo. No sólo es irritante, también es altamente contagioso, y los niños a menudo lo pasan de uno a otro. Usted puede tomar medidas para aliviar la picazón y el dolor usando compresas calientes y aceite esencial de rosa, pero cualquier cosa que utilice debe ser desinfectada inmediatamente para evitar que se propague la infección a otras personas de la familia.

Compresión de conjuntivitis

- Hace 1 compresión
- 2 tazas de agua tibia
- 5 gotas de aceite esencial de rosa

1. En un pequeño tazón de vidrio o metal, combine el agua y el aceite esencial de rosa.
2. Coloque un paño sobre la superficie del agua y deje que se sature.
3. Levante el paño del agua y retorcer el exceso de agua.
4. Coloque la compresa húmeda sobre el ojo afectado. (Puede ser más fácil tener a su hijo acostado para esto, o que usted se acueste si usted es el afectado.)
5. Cuando la compresa se enfríe hasta el punto en que ya no se siente caliente, retírela. Lávese

inmediatamente la compresa con jabón y agua caliente, y lávese las manos también.
6. Repita el proceso tantas veces como desee. Si la afección no se aclara en 2 a 3 días, consulta con el médico. La infección puede ser bacteriana en lugar de viral, y pueden ser necesarios antibióticos.

Tos

Los resfriados, las alergias y el goteo postnasal pueden crear un cosquilleo molesto que simplemente no parece desaparecer. Las gotas de tos hechas con miel pueden ser remedios naturales eficaces. Si bien no se debe tomar aceite esencial internamente, puede calmar la tos con su vaporizador y una gama de aceites esenciales, y los roces de garganta y pecho pueden penetrar para ayudar a limpiar la fuente de las cosquillas.

frote torácico para la tos

- Hace 5 tratamientos
- 2 cucharadas de aceite de oliva
- 15 gotas de aceite esencial de eucalipto
- 10 gotas de aceite esencial de abeto bálsamo

1. En una botella o frasco de vidrio de 2 onzas de ámbar oscuro o cobalto, combine el aceite de oliva con los aceites esenciales de eucalipto y abeto balsámico.
2. Frota esta mezcla sobre el pecho y la garganta.
3. Repita como desee. Almacene la mezcla restante en un lugar fresco fuera de la luz solar directa.

Vapor para la Tos Congestión

- Hace 1 tratamiento
- 3 gotas cada una de 1 o más de lo siguiente:

- Aceite esencial de manzanilla (alemán o romano)
- aceite esencial de incienso
- aceite esencial de jengibre
- aceite esencial de lavanda
- aceite esencial de orégano
- aceite esencial de sándalo
- aceite esencial del té de árbol

1. Al agua de su vaporizador, agregue los aceites esenciales de su elección y enciéndalo.
2. Permanezca en la habitación con el vaporizador funcionando durante al menos 15 minutos cada hora.
3. Repita el proceso tantas veces como desee.

Costra láctea en bebes

Se ve potencialmente preocupante para los nuevos padres, pero la costra láctea es una dolencia muy común que los niños crecen después de la edad de uno. La corteza de las células muertas de la piel se puede remediar con un bálsamo simple que mata las bacterias cuando se masajea suavemente en el cuero cabelludo de su bebé.

Tratamiento del cuero cabelludo

- Hace 1 tratamiento
- 1 cucharadita de aceite de jojoba
- 2 gotas de geranio o aceite esencial de geranio rosa

1. En la palma de la mano, combine el aceite de jojoba con el aceite esencial de geranio. Frote ambas palmas para calentar los aceites.
2. Aplica suavemente la mezcla en el cuero cabelludo de tu bebé. Tenga cuidado de no poner nada de aceite en sus ojos.
3. Con un cepillo para bebés, frote suavemente el aceite en la zona afectada.
4. Repita esto 3 veces al día hasta que la condición se aclare.

Cortes y rasguños

Utilice las cualidades antisépticas y antibacterianas de los aceites esenciales en lugar de cremas comerciales de primeros auxilios para cortes y rasguños menores. Muchos aceites esenciales pueden prevenir la infección y permitir que la herida sane de forma natural y eficaz, sin el aguijón de un desinfectante a base de alcohol.

Lavado para cortes menores

Hace 1 tratamiento

- Agua caliente
- 3 gotas de una de las siguientes:
- aceite esencial de eucalipto
- aceite esencial de lavanda
- aceite esencial de limón
- aceite esencial de pino
- aceite esencial de sándalo
- aceite esencial del té de árbol

1. Llene un fregadero o un tazón grande de vidrio o metal con agua tibia.
2. Añadir 3 gotas del aceite esencial de elección.
3. Bañe el corte o raspa en el agua, luego seque con una toalla limpia.

Tratamiento para cortes y rasguños

Hace 1 tratamiento

- 1 o 2 gotas de uno de los siguientes aceites esenciales antibacterianos:
- aceite esencial de eucalipto
- aceite esencial de lavanda
- aceite esencial de limón
- aceite esencial de pino
- aceite esencial de sándalo
- aceite esencial del té de árbol
1. Coloque 1 o 2 gotas del aceite esencial de elección directamente en el corte o raspado.
2. Si existe la posibilidad de que la herida recoja la suciedad, utilice materiales estériles para vendar el corte o raspar.
3. Cambiar el vendaje diariamente, y volver a aplicar el aceite esencial, limpio, con cada vendaje nuevo.

NOTA: Los aceites esenciales de eucalipto, lavanda y árbol de té son calmantes, así como buenos escudos contra la infección.

Pañalitis

Si no te gusta la idea de usar productos comerciales para la erupción del pañal en la piel sensible de tu bebé, los aceites esenciales proporcionan una alternativa. Estas son las opciones que enfriarán la erupción y brindarán comodidad a su bebé.

Lavado relajante para la pañalitis

- Hace 20 tratamientos
- 10 gotas de aceite esencial de lavanda
- 10 gotas de aceite esencial de flecha
- 2 tazas de agua tibia
  1. En una pequeña botella de vidrio de ámbar oscuro o cobalto (5 ml), mezcle los aceites esenciales de lavanda y gorrión. Tapar la botella y agitar bien para combinar.
  2. En un tazón mediano de vidrio o metal, combine el agua con 1 gota de la mezcla de aceite esencial de lavanda y flecha.
  3. Remoje un paño suave en el agua tibia, escurra y úselo para limpiar a su bebé.
  4. Seca el área del pañal y usa una bola de algodón para aplicar agua adicional tratada con aceite en la parte inferior de tu bebé.
  5. Almacene la mezcla de aceite restante en un lugar fresco fuera de la luz solar directa hasta que sea necesario.

Protección para la pañalitis

Hace 20 tratamientos

- 10 gotas de aceite esencial de lavanda
- 10 gotas de aceite esencial de flecha
- 4 cucharaditas de aceite de almendras dulces o aceite de jojoba
  1. En una pequeña botella de vidrio de ámbar oscuro o cobalto (5 ml), mezcle los aceites esenciales de lavanda y gorrión. Tapar la botella y agitar bien para combinar.
  2. En la palma de la mano, mezcla el aceite de almendras dulces con 1 gota de la mezcla de aceite esencial de lavanda y flecha.
  3. Suaviza una capa ligera de este aceite protector sobre el área del pañal antes de ponerte un pañal nuevo.
  4. Almacene la mezcla restante en un lugar fresco fuera de la luz solar directa hasta que sea necesario.

Diarrea

La definición clínica de diarrea incluye movimientos intestinales acuosos de frecuencia anormal, por ejemplo, cada hora más o menos durante varias horas o más. Un trastorno intestinal de este tipo puede hacerte pasar un cuarto de líquido en un día, por lo que beber mucha agua (o bebidas deportivas que suministran el equilibrio de electrolitos que necesitas) es lo más importante que puedes hacer. La diarrea que dura dos días o más se convierte en un riesgo para la salud debido al peligro de deshidratación. Si con frecuencia experimentas heces sueltas que no puedes conectar con un virus estomacal o una intoxicación alimentaria, es posible que tengas una afección crónica que requiera intervención médica. Si su diarrea no comienza a aclararse después de cuatro días, consulte a su médico.

Masaje antibacteriano para la diarrea

- Hace 3 tratamientos
- 1 cucharada de aceite de oliva
- 9 gotas de aceite esencial de lavanda
- 3 gotas de aceite esencial de madera de cedro
- 3 gotas de aceite esencial de eucalipto
- 3 gotas de aceite esencial de árbol de té
  1. En una botella de vidrio de 1 onza de ámbar oscuro o cobalto, combine el aceite de oliva con los aceites esenciales de lavanda, madera de cedro, eucalipto y árbol de té. Tapar la botella y agitar bien para combinar.

2. Aplicar 1 cucharadita en el abdomen, masajeándolo en un movimiento circular en el sentido de las agujas del reloj hasta que los aceites sean absorbidos.
3. Repita según sea necesario después de cada episodio de diarrea. Almacene la mezcla restante en un lugar fresco fuera de la luz solar directa.

Infección del oído

No todos los dolor de oído son una infección. Algunos provienen de una acumulación de líquido en el oído, que se vuelve dolorosa cuando la presión aumenta durante un resfriado o cuando las alergias estacionales se alertan. Cuando el dolor persiste incluso cuando la congestión sinusal se ha despejado, puede haber una infección presente, y si el dolor continúa durante más de unas horas, es hora de que un médico eche un vistazo dentro. Las infecciones del oído pueden causar complicaciones a largo plazo, especialmente en niños. Si tiene un bebé o un niño pequeño que sigue sosteniendo o tirando de una oreja y puede ver enrojecimiento dentro, llame a su médico.

Remedio para el aceite de oliva por infección del oído

- Realiza 4 tratamientos
- 1 cucharada de aceite de oliva caliente
- 2 gotas de aceite esencial de madera de cedro
- 2 gotas de aceite esencial de lavanda
- 2 gotas de aceite esencial de manzanilla romana
- 2 gotas de aceite esencial de romero
  1. En una botella de vidrio de 1 onza de ámbar oscuro o cobalto, mezcle el aceite de oliva con los aceites esenciales de madera de cedro, lavanda, manzanilla romana y romero. Tapar la botella y agitar bien para combinar.
  2. Con un hisopo de algodón, aplique el aceite alrededor de la abertura de la oreja, alrededor de la parte exterior de la oreja, y en el lóbulo de la oreja.

3. Coloque una compresa tibia (como un paño doblado empapado en agua tibia y retorcido casi seco) sobre el oído afectado para calentar los aceites y ayudarlos a penetrar.
4. Repita cada 2 horas hasta que la presión disminuya. Si el dolor continúa durante más de 6 horas, consulte a un médico.
5. Almacene la mezcla restante en un lugar fresco fuera de la luz solar directa.

Remedio de algodón para la infección del oído

- Hace 1 tratamiento
- 3 gotas de aceite esencial de lavanda
    1. Coloque el aceite esencial de lavanda en una bola de algodón, y colóquelo sobre la abertura de la oreja.
    2. Déjalo en su lugar durante la noche.

Eczema

El eccema se presenta como manchas rojas, con picazón y descamación de la piel que surgen en multitud de situaciones, desde el uso de un nuevo jabón o detergente hasta el tiempo de soportar un período de estrés prolongado. Cuando te encuentres rascándote donde normalmente no te rascas, busca tus aceites esenciales para calmar la inflamación.

Eczema

- Hace de 3 a 5 tratamientos
- 1 cucharada de aceite de coco
- 2 gotas de aceite esencial de incienso
- 2 gotas de aceite esencial de helichrysum
- 1 gota de aceite esencial de geranio
- 1 gota de aceite esencial de tomillo
  1. En un tazón pequeño de vidrio o metal, mezcle el aceite de coco con los aceites esenciales de incienso, helichrysum, geranio y tomillo.
  2. Con los dedos, aplica esta mezcla en las zonas con picazón.
  3. Cubra el área tratada con gasa. Si la zona está en la mano o en el pie, ponte guantes de algodón blanco o calcetines de algodón. Mantenga el área cubierta durante todo el día. Si debe quitarse la gasa o los guantes, vuelva a aplicar el tratamiento, hasta 3 veces al día.
  4. Repita según sea necesario hasta que se detenga la picazón.

5. Almacene cualquier mezcla no utilizada en una pequeña botella de vidrio de ámbar oscuro o cobalto (5 ml) en un lugar fresco fuera de la luz solar directa.

Fatiga

Si prefieres luchar contra esa somnolencia de las 3 p.m. con un remedio natural en lugar de una bebida energética, tus aceites esenciales pueden ayudarte. La mejor cura para la fatiga es el sueño, por supuesto, pero eso no es práctico en medio de la jornada laboral o si su noche está cargada con las actividades de sus hijos. Estos son algunos remedios para ayudarte a seguir moviéndote cuando los párpados tienen otras ideas.

Difusión de lucha contra la fatiga

- Hace 4 emisiones
- 4 gotas de aceite esencial de anís
- 4 gotas de aceite esencial de casia
- 3 gotas de aceite esencial de canela
- 3 gotas de aceite esencial de pino
- 2 gotas de aceite esencial de bdelium
    1. En una pequeña botella de vidrio de ámbar oscuro o cobalto (5 ml), mezcle los aceites esenciales de anís, casia, canela, pino y bdellium. Tapar la botella y agitar bien para combinar.
    2. Añade 4 gotas de esta mezcla a tu difusor y ejecuta el difusor durante 15 minutos en tu coche u oficina (si tienes uno con una puerta), o en casa.
    3. Tapar el frasco firmemente y almacenar cualquier mezcla de aceite restante en un lugar fresco fuera de la luz solar directa.

Estimulante Ambientador

- Realiza 10 aplicaciones
- 3 cucharadas de agua destilada o agua de manantial
- 3 cucharadas de vodka o alcohol de grano
- 12 gotas de aceite esencial de menta
- 12 gotas de aceite esencial de limón
- 6 gotas de aceite esencial de incienso
    1. En una botella de vidrio de 4 onzas o spray de metal, mezcle el agua y el vodka con los aceites esenciales de menta, limón e incienso. Tapar la botella y agitar bien para combinar.
    2. Rocíe esto en su habitación o automóvil una vez cada 2 horas, según sea necesario. Almacene la mezcla restante en un lugar fresco fuera de la luz solar directa.

NOTA: Cualquier marca de vodka servirá, pero para el alcohol de grano, recomiendo Everclear.

Fiebre

Los síntomas causados por la fiebre pueden hacerte sentir miserable: mareos, falta de apetito, escalofríos y sudoración alternados, fatiga y dolores musculares. Un número de aceites esenciales (cualquiera de los aceites de menta, así como la bahía y la casia) puede ayudar a reducir la fiebre a través de sus efectos generales de enfriamiento. Si el enfermo es un niño, revise las precauciones de la siguiente receta antes de tratar a los niños pequeños.

Tratamiento para enfriamiento de la fiebre

- Hace 1 tratamiento
- 3 o 4 gotas de aceite esencial de menta
  1. Coloque el aceite esencial de menta en una bola de algodón.
  2. Aplique el aceite directamente sobre la parte posterior del cuello y las plantas de los pies.
  3. Repita esto cada 30 minutos hasta que baje la fiebre.

NOTA : El aceite esencial de menta no debe utilizarse con niños menores de 7 años. Si su hijo tiene 7 años o más, tendrá que diluirse. Diluir 1 o 2 gotas de aceite esencial de menta en 1 cucharada de un aceite portador de su elección antes de aplicarlo en la piel de su hijo.

Paquete frío que reduce la fiebre

- Hace 1 tratamiento
- 1 taza de agua fría
- 3 gotas de aceite esencial de menta
- 1 gota de aceite esencial de eucalipto
  1. En un tazón pequeño de vidrio o metal, mezcle el agua con los aceites esenciales de menta y eucalipto.
  2. Coloque una toalla de mano o un vendaje de tela en la superficie del agua y deje que se sature.
  3. Retire la toalla y escurra el exceso de agua.
  4. Coloque la compresa fría en la frente. Cúbralo con una bolsa de plástico o una lámina de plástico para contener la humedad. Sostenga la compresa y el plástico en su lugar con una toalla de mano, o ate en su lugar con un vendaje elástico, lo suficientemente apretado como para sujetar la compresa.
  5. Cuando la compresa se caliente a temperatura corporal, reemplácela con otra compresa fría. Repita hasta que se reduzca la fiebre.

Flatulencia

Si te sientes hinchado, cólico y generalmente incómodo y sientes que estás expulsando mucho gas, no estás solo. La mayoría de las personas producen hasta tres pintas de ella al día, y pasan gas unas 14 veces al día, según colon-rectal.com. Esto no lo hace socialmente aceptable, sin embargo, y la incomodidad lo hace aún menos agradable. Además del siguiente remedio, puede obtener caramelos duros de menta u otras gotas comestibles en cualquier tienda de conveniencia o farmacia.

remedio para la flatulencia

- Hace 1 tratamiento
- 4 a 6 gotas de aceite esencial de menta
  1. Coloca el aceite esencial de menta en la palma de la mano y frota las manos.
  2. Luego, frota las palmas de las manos sobre el estómago y alrededor del ombligo en el sentido de las agujas del reloj. El aceite se absorberá a través de la piel y ayudará a aliviar la indigestión y la flatulencia.

Eucalipto para problemas respiratorios

¿Tienes problemas respiratorios? Si la respuesta es sí, echemos un vistazo al eucalipto. Este es un aceite esencial que es ideal para cualquier limpieza casera, ya que se puede utilizar para ayudar a esparcir el aire para hacerlo más limpio. Además, es un expectorante, que es otro beneficio de esto. Puede que los aceites esenciales se puedan utilizar para ayudar a eliminar los senos paranasales, y esto no es una excepción.

Idealmente, la mejor manera de usar esto es usar alrededor de 10 gotas de este aceite, 2 cucharadas de jabón para platos y un poco de agua a su fregona mientras limpia los pisos de su casa. Si tienes un resfriado o una infección respiratoria, usa unas gotas con un poco de aceite de coco y luego frota en el pecho para ayudar con los problemas respiratorios. Esto también se utiliza en un difusor para obtener mejores resultados, ya que puede ayudar a refrescar el aire en su hogar. Eucalipto también huele muy bien, y aunque es bastante fuerte y podría no serlo para todos, este es uno genial si usted está buscando para ayudar a limpiar sus senos paranasales y ayudar con la respiración.

Incienso para el sistema inmune

El incienso es probablemente el último refuerzo del sistema inmunológico, pero también puede ayudar con el embellecimiento y la reducción de la presencia de cicatrices. Se puede utilizar también para ayudar a reducir la sensación de dolor, y puede crear un mejor tipo de alivio.

Ahora, una cosa a destacar, es que este es uno de los aceites más caros, pero es más caro por una buena razón. En realidad es caro debido a lo mucho que realmente puede ayudarte, y la mayoría de la gente jura por éste y la lavanda como lo último en aceites esenciales. Usted puede aliviar los dolores de cabeza tensionales que podrían venir con él, y se puede crear un baño muy relajante con esto, combinado con lavanda. También puede utilizar esto tópicamente para ayudar con la aparición de imperfecciones y cicatrices.

Si tienes un corte, pon una gota de él sobre él para ayudar a aliviar el dolor en el que estás. Lo mismo va por las picaduras que tienes, ya que reducirá la picazón que hay allí.

La mejor manera de usar esto es combinar esto con lavanda, ya que puede crear el alivio del estrés definitivo, y puede ayudar a eliminar el dolor de los alcances de tensión. Usar dos gotas de cada uno juntos puede ayudar con esto.

Si vas a usar esto para ayudar a reducir la apariencia de cicatrices, entonces usa un par de gotas cerca del área cada día. Se necesita un poco, pero ayuda con la apariencia de ellos, ya que a menudo esto puede ser bastante indecoroso.

Sin embargo, ¿sabías que esto también puede ayudar con las emociones que muchos de nosotros sufrimos? Si tienes problemas menstruales, como el síndrome premenstrual, o incluso problemas emocionales y ansiedad, frotar un poco de esto en la cara, o incluso usar esto como difusor, en última instancia puede ayudarte con parte del dolor que estás pasando. Usted puede utilizar esto para ayudar a aliviar las tensiones mentales, y en general, puede hacer una gran diferencia en el futuro de su salud y bienestar.

Este es un buen que se puede utilizar en todo el cuerpo, y definitivamente puede hacer una gran diferencia en su bienestar personal general, así.

Menta para los sistemas respiratorio y digestivo

Junto con la lavanda, la menta es probablemente uno de los mejores aceites esenciales aquí, ya que muestra los beneficios del aceite para las vías respiratorias, así. Sin embargo, lo lleva un paso más allá, ayudando con el sistema digestivo a su vez también. ¿Cómo? Bueno, en realidad es un antioxidante muy potente, y es uno de los pocos aceites que puedes ingerir sin tener que hacer demasiada dilución. También se puede utilizar para ayudar con náuseas, dolores de cabeza, e incluso la salida de energía. Se puede utilizar tópicamente con el fin de ayudar a aliviar el dolor, sólo asegúrese de que no se lo mete en los ojos. Si quieres usar un spritz de enfriamiento que te ayude a mantenerte fresco y rejuvenecer el cuerpo, entonces este es para ti. simplemente poner alrededor de 5 gotas en una botella de spray hecha de vidrio realmente puede ayudar.

Si usted está sufriendo de náuseas de la enfermedad de la mañana o la gripe, tome la botella, ábrala e inhale profundamente. Asegúrate de respirar profundamente, y esto puede ayudar te con eso.

Este es el aceite esencial para el sistema respiratorio y digestivo, y esto también muestra los poderosos beneficios de los aceites esenciales, y es uno de los aceites clave que le ayudarán a mejorar su vida, su respiración, y también su bienestar general.

Aceite de árbol de té para mordeduras

Las picaduras de insectos nunca son divertidas, y puede ser muy difícil para una persona que las tiene. Pueden picar, y el problema con muchos de ellos es que puede ser un problema para tratar, ya que en última instancia, usted podría estar lanzando más productos químicos allí de lo que le importa admitir. Sin embargo, el aceite de árbol de té es un medio natural para ayudarle a sacar el aguijón de allí, pero también es un aceite que en realidad es una necesidad para casi todos los hogares. ¿Por qué?

Bueno, en realidad es un período antibacteriano muy potente, lo que significa que se puede utilizar en el hogar no sólo como un limpiador, sino que también se puede utilizar cada vez que se lastima. Ponerlo en la piel ayudará a combatir la infección, pero también calmar la piel, ya que a menudo puede ser bastante doloroso. Para las quemaduras, este es un esclavo natural, y se puede utilizar para ayudar a aliviar el dolor de esto.

Ahora, si quieres ayudar a limpiar el cuerpo y tal, puedes poner esto en un champú casero para ayudar a dar vida a tu cabello. Si tienes algún tipo de erupciones de lo que sea, ponlo directamente sobre la piel para ayudar a reducir la picazón que podría estar allí. Si desea limpiar su casa, puede agregar unas gotas de esto a un spray de limpieza que es natural para ayudar a eliminar los diversos gérmenes que podrían estar allí. También se puede poner directamente sobre las superficies para ayudar a matar directamente los gérmenes, y es natural también por lo que ayuda.

También se puede utilizar tópicamente para ayudar a reducir cualquier tipo de imperfecciones en la piel, especialmente el acné y otras infecciones. También se puede poner en una verruga para ayudar a reducir el tamaño de la misma, y si usted tiene piojos, mezclar con un champú para ayudar a reducir la apariencia de la misma.

Este es uno bueno para casi cualquier ouchie, y ese es uno de los grandes beneficios de los aceites esenciales. Una vez que sepa cómo usarlo, que normalmente es una aplicación tópica simple, sin duda puede obtener el máximo provecho de esto, y usted será capaz de cosechar este beneficio cuando usted decide utilizar este producto.

Más recetas

Enfermedad de altitud

Oral: tome una cápsula llena de 5 gotas de limón y 2 gotas de incienso, madera de cedro y menta de 1 a 3 veces al día.

Enfermedad de Alzheimer/Demencia

Tópico: masajee de 6 a 8 gotas de lavanda en los hombros, la espalda y la parte inferior de los pies para mejorar la calidad del sueño. Aplicar de 1 a 2 gotas cada una de incienso, vetiver y romero en la base del cuello, corona de la cabeza, y detrás de las orejas, 2 a 4 veces al día. Aplicar de 8 a 10 gotas de aceite de naranja en la parte inferior de los pies, de 1 a 2 veces al día.

Inhalación: aplique 1 gota de romero y aceite de menta en las palmas, frote juntos y una taza sobre la nariz y la boca para inhalar tantas veces como sea necesario. Alternativamente, coloque de 2 a 3 gotas cada una de romero y aceite de menta en agua hirviendo y colóquela junto a la persona para inhalar.

Disentería amebia

Oral: tome una cápsula llena de 3 gotas de orégano y hierba de limón y 1 gota de tomillo, de 1 a 3 veces al día.

Tópico: aplica 1 gota de albahaca, indenel, copaiba y tomillo en la parte inferior del abdomen, de 2 a 4 veces al día.

Anemia

Oral: tome una o una combinación de 4 a 6 gotas de manzanilla alemana, limón, incienso o helichrysum, 2 veces al día.

Tópico: aplica de 1 a 3 gotas de manzanilla alemana, incienso, limón y/o helichrysum en la parte inferior de los pies, de 2 a 4 veces al día.

Aneurisma

Tópico: mezcle 5 gotas de cistus y 1 gota de helichrysum y ciprés en partes iguales de aceite portador y aplíquelo en la cabeza y la parte posterior del cuello, cada 2 horas.

Oral: toma 10 gotas de limón, de 3 a 4 veces al día.

Ira

Inhalación: coloque 1 gota cada una de ylang ylang, naranja y manzanilla alemana en un tejido e inhale según sea necesario.

Tópico: masajea las plantas de los pies (centrándose en el área hepática en el exterior del pie derecho) con 1 gota cada una de ylang ylang, naranja, manzanilla alemana y lavanda, de 1 a 3 veces al día.

Angina

Tópico: aplica de 1 a 3 gotas cada una de verde invernal, clavo de olor, vara dorada, ylang ylang y/o helichrysum sobre el área del corazón, de 2 a 4 veces al día.

Oral: tome 10 gotas de una combinación de helichrysum, clavo de olor, limón o naranja, de 1 a 3 veces al día.

Espondilitis anquilosante

Oral: tome una cápsula llena de 7 gotas de incienso y 3 gotas de abeto de bálsamo y copaiba, de 2 a 4 veces al día. Tome una cápsula llena de 15 gotas de limón una vez al día.

Tópico: aplica 2 gotas de albahaca, abeto balsámico, ciprés, copaiba y lavanda en la espalda y las caderas, de 1 a 3 veces al día. Aplicar de 3 a 5 gotas de orégano, tomillo, albahaca, ciprés, verde invernal, mejorana y menta (en capas en ese orden, 1 a la vez) en la columna vertebral y masajear en la espalda a cada lado de la columna vertebral, 2 veces por semana.

Otro: mantenga el limber trasero realizando posturas de vaca de gato de yoga durante 1 a 2 minutos inmediatamente antes de acostarse.

Ansiedad

Tópico: aplica de 1 a 3 gotas de lavanda y madera de cedro en la base del cráneo, el cuello y la cabeza.

Oral: tome 1 cápsula llena de 3 gotas de lavanda, madera de cedro y manzanilla alemana, de 1 a 3 veces al día.

Inhalación: aplique de 1 a 2 gotas de madera de cedro y lavanda a 1 palma, frote junto con la otra palma y fírtelas sobre la boca y la nariz para inhalar tantas veces como sea necesario.

Apnea, Sueño

Tópico: aplica de 1 a 3 gotas de tomillo y/o abeto negro en la parte inferior de cada dedo gordo del pie y los pies antes de retirarte a la cama.

Inhalación: aplique 1 gota cada una de abeto negro y abeto balsámico en la funda de almohada antes de acostarse.

Apendicitis

El dolor abdominal intenso requiere atención médica. El apéndice podría estallar si no se trata de manera oportuna, lo que permite que su contenido se escape y propague la infección por todo el abdomen.

Oral: tome una cápsula archivada con 3 gotas de jengibre, limón y menta, y 2 gotas cada una de albahaca y orégano, de 2 a 4 veces al día.

Tópico: aplica 2 gotas de verde invernal, naranja y limón al arco del pie derecho y cerca del talón.

Otro: **NO** masajee el abdomen. La apendicitis se considera una emergencia médica y la atención profesional debe buscarse lo antes posible.

Quistes aracnoideros

Tópico: aplica 3 gotas cada una de incienso, vetiver, sándalo y abeto azul a lo largo de toda la columna vertebral y a la base de la línea del cabello. Aplicar de 8 a 10 gotas de aceite de naranja en los pies, 2 veces al día. Aplicar de 3 a 5 gotas de orégano, tomillo, albahaca, ciprés, verde invernal, mejorana y menta (en capas en ese orden, 1 a la vez) en la columna vertebral y masajear en la espalda a cada lado de la columna vertebral, 2 veces por semana.

Oral: tome una cápsula llena de 5 gotas cada una de incienso, vetiver y sándalo, de 2 a 4 veces al día.

Artritis (reumatoide)

Tópico: aplique de 1 a 2 gotas cada una de menta, verde invierno, incienso, eucalipto y copaiba a la zona afectada según sea necesario (también se pueden agregar ciprés y helichrysum para aumentar la circulación a las articulaciones afectadas). Aplicar de 3 a 5 gotas de orégano y clavo de olor en la parte inferior de los pies, 2 veces al día.

Oral: tome 1 cápsula llena con 4 gotas de incienso, abeto de bálsamo y copaiba, y 1 gota de nuez moscada, 2 veces al día.

Artthrogryposis Multiplex Congenita (Artthrogryposis)

Tópico: crea una mezcla de 1 gota de mejorana, ciprés, incienso, lavanda, albahaca y manzanilla alemana en 4 cucharaditas de aceite portador y masajea en las articulaciones/músculos afectados hasta 3 veces al día.

Síndrome de Asperger

Tópico: aplica de 1 a 3 gotas de abeto azul a ambos lados del cuello, de 1 a 3 veces al día. Aplicar de 8 a 10 gotas de aceite de naranja en la parte inferior de los pies, de 1 a 2 veces al día. Aplicar 2 gotas cada una de incienso, vetiver, y sándalo en la frente y detrás de las orejas 1 a 3 veces al día. Aplicar una mezcla de 2 gotas cada una de lavanda, ylang ylang, tansy azul y naranja en la parte inferior de los pies o acariciando suavemente la cabeza de la persona con los aceites en la mano puede estar calmando durante los episodios hiperactivos.

Inhalación: la inhalación de 1 a 2 gotas de lavanda puede reducir los sentimientos de ansiedad.

Otros—Muchas personas con síndrome de Asperger se oponen al tacto y a ciertos olores, por lo que puede ser necesario ofrecerles los aceites recomendados y permitirles elegir cuáles aplicar.

Asma

Tópico: aplica de 1 a 2 gotas de jengibre, mirto, tomillo y pino en el pecho tantas veces como sea necesario. Aplicar de 1 a 2 gotas de orégano, menta, tomillo y mirto en la parte inferior de los pies, de 2 a 3 veces al día.

Inhalación: aplique de 1 a 2 gotas de lavanda, jengibre o mirto a 1 palma, frote junto con otra palma, taza sobre la boca y la nariz e inhale. Coloque de 4 a 6 gotas cada una de 1 o más de mirto, jengibre o lavanda en 3 pulgadas de agua caliente que no esté demasiado caliente para tocar con la mano y cubra la cabeza con una toalla para inhalar cada 4 a 6 horas.

Ateroesclerosis

Oral: ingesta de 4 gotas de romero, enebro, limón y ylang ylang, de 2 a 4 veces al día.

Tópico: aplique ylang ylang, romero y/o enebro en las arterias carótidas y sobre el corazón, de 2 a 4 veces al día.

Pie de atleta

Tópico: remoje el pie en las sales de Epsom (utilice sal marina gruesa para diabéticos) bañarse con melaleuca (árbol de té) y lavanda añadida directamente a las sales (no al agua), 2 veces al día. Aplicar de 3 a 5 gotas cada una de orégano, hierba de limón y melaleuca (árbol de té) en las áreas afectadas después de remojar.

DISORDES DE ATENCION-DEFICIT (ADD) O ATENCION-DEFICIT HYPERACTIVITY DISORDER (Adhd)

Tópico: aplica de 1 a 3 gotas cada una de madera de cedro, manzanilla alemana y lavanda y/o incienso y vetiver en la parte posterior del cuello, tallo cerebral y cabeza hasta 8 veces al día (el incienso y el vetiver aumentan el enfoque, la lavanda y la manzanilla alemana ayudan a calmar la ansiedad sentimientos). Aplicar de 3 a 5 gotas de naranja, de 2 a 3 veces al día.

Oral: tome 1 cápsula llena de 2 gotas de madera de cedro, lavanda e incienso, 2 veces al día.

Autismo

Tópico: aplica 1 gota de abeto azul a ambos lados del cuello, de 1 a 3 veces al día. Aplicar de 8 a 10 gotas de aceite de naranja en la parte inferior de los pies, de 1 a 2 veces al día. Aplicar 2 gotas cada una de incienso, vetiver, y sándalo en la frente y detrás de las orejas, 1 a 3 veces al día. Aplicar una mezcla de 2 gotas cada una de lavanda, ylang ylang, tansy azul y naranja en la parte inferior de los pies o acariciando suavemente la cabeza de la persona con los aceites en la mano puede estar calmando durante los episodios hiperactivos.

Inhalación: la inhalación de 1 a 2 gotas de lavanda puede reducir los sentimientos de ansiedad.

Otro—Muchas personas con autismo se oponen al tacto y a ciertos olores, por lo que puede ser necesario ofrecerles los aceites recomendados y permitirles elegir cuáles aplicar.

Trastorno autoinmune (Protocolo de Equilibrio Inmune)

Oral: tome una cápsula llena de 3 gotas cada una de vetiver, incienso, lavanda y abeto, y 1 gota de clavo de olor, por la mañana y por la noche. Tome una cápsula adicional con 3 gotas de clavo de olor, orégano, limón, canela y 1 gota de eucalipto y melaleuca (árbol de té) una vez al mediodía.

Dolor de espalda

Tópico: aplica una combinación de 1 a 3 gotas de verde invernal, abeto negro, abeto bálsamo, copaiba, menta e incienso en el área afectada, de 2 a 4 veces al día. Para el dolor de espalda muscular, utilice de 2 a 3 gotas de albahaca y mejorana en su lugar.

Oral: tome 1 cápsula con 5 gotas cada una de incienso, copaiba y abeto de bálsamo, 2 veces al día.

Esófago de Barrett

Oral: trague 5 gotas de limón y jengibre en agua, de 2 a 4 veces al día.

Tópico: aplica 2 gotas cada una de incienso, jengibre, lavanda y curtido azul externamente a las zonas de garganta y esternón, de 2 a 4 veces al día.

Carcinoma basocelular

Tópico: aplica de 2 a 4 gotas cada una de sándalo, incienso, geranio, canela y ciprés a la zona afectada, de 3 a 5 veces al día. Aplicar de 8 a 10 gotas de aceite de naranja en la parte inferior de los pies, de 2 a 3 veces al día. Aplica más geranio y helichrysum a medida que el área comienza a sanar para evitar cicatrices.

Oral—Tomar 0.018 a 0.045 ml de incienso enriquecido o incienso por libra de peso corporal (por ejemplo, una persona de 150 libras tomaría 2.7 a 6.75 ml al día) en 3 a 6 dosis divididas durante todo el día con alimentos durante 21 días.

mojar la cama (urinación nocturna)

Tópico: aplique de 3 a 5 gotas de ciprés mezclado con aceite portador sobre el estómago y el área de la vejiga antes de acostarse.

Parálisis de Bell

Tópico: aplica 1 gota de incienso, helichrysum, geranio, abeto azul y copaiba directamente detrás y debajo de ambas orejas y en la zona afectada de la cara, de 2 a 3 veces al día. Aplicar de 3 a 5 gotas de orégano, tomillo, albahaca, ciprés, verde invernal, mejorana y menta (en capas en ese orden, 1 a la vez) en la columna vertebral y masajear en la espalda a cada lado de la columna vertebral, 2 veces por semana.

Oral: tome 1 cápsula llena de 2 gotas de clavo de olor, orégano, limón, canela y 1 gota de eucalipto, de 2 a 3 veces al día.

Trastorno benigno de la neurona motora

Tópico: aplica de 3 a 5 gotas de orégano, tomillo, albahaca, ciprés, verde invernal, mejorana y menta (en capas en ese orden, 1 a la vez) a la columna vertebral y masajea en la espalda a cada lado de la columna vertebral, 2 a 4 veces por semana; aplicar 1 gota cada uno de abeto azul, vetiver, incienso, y sándalo detrás de las orejas y en la base del cráneo, 2 a 4 veces al día. Aplicar 10 gotas de aceite de naranja en la parte inferior de los pies, 2 veces al día. Aplicar de 1 a 2 gotas cada una de mejorana, pino, lavanda y hierba de limón en los músculos principales, 1 a 3 veces al día.

Oral: tome una cápsula llena de 5 gotas cada una de incienso, sándalo y mirra, de 1 a 3 veces al día.

Hiperplasia prostática benigna (Bph), agrandamiento de la próstata

Tópico: aplica 1 gota de incienso, mirra, naranja, abeto de bálsamo y copaiba muy diluido a la zona entre el ano y el escroto, 2 veces al día.

Retención: mezcla 3 gotas cada una de incienso, mirra y tsuga en 1 cucharada de aceite vegetal e inserta rectalmente. Retener el mayor tiempo posible.

Oral: tome una cápsula llena de 4 gotas cada una de orégano, vetiver y romero, de 1 a 3 veces al día.

Trastorno bipolar

Utilice solamente en conjunto con las opciones médicas occidentales y con la aprobación de un médico.

Tópico: aplica 1 gota de incienso, madera de cedro, sándalo, abeto y lavanda a la base del cráneo y detrás de las orejas, de 2 a 4 veces al día. Aplicar de 2 a 3 gotas de helichrysum sobre el hígado, de 1 a 3 veces al día. Aplicar 5 gotas de naranja y 2 gotas de limón en la parte inferior de los pies, 3 veces al día.

Oral:Tome una cápsula llena de 5 gotas de helichrysum, de 1 a 3 veces al día.

Mordeduras (Animal)

Tópico: aplica 1 gota de tomillo, orégano, lavanda, manzanilla alemana y hierba de limón cada 15 minutos durante las primeras 2 horas, y luego 1 vez por hora durante las próximas 24 a 48 horas. Aplique menta en la mordida según sea necesario para el dolor.

Oral: tome una cápsula llena de 3 gotas de orégano y 1 gota de eucalipto, melaleuca (árbol de té) y tomillo, de 2 a 3 veces al día.

Infección de la vejiga

Oral: tome 1 cápsula llena de 2 gotas de clavo de olor, orégano, limón, canela y 1 gota de eucalipto, de 2 a 3 veces al día.

Tópico: aplica 2 gotas de clavo de olor, orégano, eucalipto y canela en la parte inferior de los pies, de 2 a 3 veces al día. Aplicar 3 gotas cada una de enebro, orégano e incienso con 10 gotas de aceite vegetal en la zona pélvica, de 1 a 3 veces al día.

Otro: beba 2 vasos de 8 onzas de arándanos sin endulzar o jugo de arándanos diariamente durante 3 a 5 días.

Sangrado

Busque atención médica inmediatamente si la sangre se desprende de la herida, o si no dejará de sangrar después de 10 minutos de presión directa.

Tópico: aplica de 1 a 2 gotas de geranio, ciprés, helichrysum o lavanda cerca de la herida cada 5 minutos hasta que se detenga el sangrado.

Otro (Other): permite aplicar presión directa a la herida.

Ampollas

Tópico: aplica de 1 a 3 gotas de lavanda, manzanilla alemana, mirra o helichrysum al blíster varias veces al día.

Ampollas (Fiebre)

Tópico: aplique 1 gota de melaleuca (árbol de té), clavo de olor o romero en la ampolla varias veces al día.

Hinchazón

Oral: tome de 1 a 3 gotas de menta, enebro y/o hinojo en una cápsula, 2 veces al día.

Coágulo de sangre

Los coágulos sanguíneos anormales pueden ser una emergencia médica y provocar un accidente cerebrovascular, un ataque cardíaco u otras afecciones graves. Utilice este protocolo únicamente en conjunto con las opciones médicas occidentales y con la aprobación de un médico.

Tópico: masajea 4 gotas de lavanda en la parte inferior de los pies hasta 3 veces al día. Aplicar de 1 a 3 gotas de cistus, limón, naranja y helichrysum en la zona afectada, de 3 a 5 veces al día.

Oral: tome 2 cápsulas con 3 gotas de cistus, helichrysum, naranja, pomelo y limón, 2 veces al día.

Hierve

Tópico: aplica de 1 a 2 gotas de lavanda, incienso, mirra, menta o melaleuca (árbol de té), varias veces al día.

Espolón óseo

Tópico: aplique 1 gota de eucalipto, mirto, pino, lavanda, tsuga, orégano y menta a la zona afectada, de 2 a 3 veces al día. Alternativamente, aplicar de 2 a 5 gotas de verde invierno, abeto balsámico, o ciprés a la zona afectada, 2 a 4 veces al día.

Lesión cerebral

Utilice este protocolo únicamente en conjunto con las opciones médicas occidentales y con la aprobación de un médico.

Tópico: aplica de 1 a 2 gotas cada una de incienso, vetiver, madera de cedro, sándalo y helichrysum a la base del cráneo y la parte posterior del cuello, de 3 a 5 veces al día. Aplicar 2 gotas cada una de abeto negro, tansio azul, e incienso en la parte inferior de los pies, 2 a 3 veces al día. Cuando la persona se recupere lo suficiente, aplicar de 3 a 5 gotas de orégano, tomillo, albahaca, ciprés, verde invernal, mejorana, y menta (en capas en ese orden, 1 a la vez) a la columna vertebral y masajear en la espalda a cada lado de la columna vertebral, 2 veces por semana.

Oral: tome una cápsula llena de 3 gotas cada una de incienso, vetiver, sándalo, madera de cedro y helichrysum, de 1 a 3 veces al día. Alternativamente, coloque 1 gota de cada aceite en la lengua, de 1 a 3 veces al día.

Huesos frágiles

Tópico: aplica de 1 a 3 gotas de verde invernal, helichrysum y abeto balsámico a los huesos afectados, de

2 a 3 veces al día. Las mujeres aplican de 1 a 3 gotas de salvia clarividente en la frente o en las arterias carótidas, 3 veces al día. Los hombres aplican 3 gotas de abeto azul a los pies, 3 veces al día.

Huesos rotos

Los huesos rotos requieren más que aceites esenciales. Busque atención médica para que el hueso se ponga y se lance. Este protocolo está destinado a ayudar a aliviar el dolor y fomentar la curación normal de los huesos. Se debe seguir durante el tiempo que se encuentra el yeso, aplicando aceites durante 3 semanas antes de descansar 1 semana, luego repetir el proceso de solicitud.

Tópico: aplica 3 gotas cada una de abeto balsámico, ciprés, helichrysum, hierba de limón y verde invernal a la zona, de 2 a 4 veces al día.

Oral: tome una cápsula llena de 5 gotas cada una de abeto balsámico, copaiba e incienso, de 1 a 3 veces al día.

Otro: no mueva a la persona si es posible; esto podría empeorar la lesión. Aplique una férula por encima y por debajo de los sitios de fractura si está entrenado para hacerlo.

Bronquitis

Tópico: aplica de 3 a 5 gotas de eucalipto, jengibre, mirto y/o copaiba en el pecho según sea necesario. Aplicar de 3 a 5 gotas cada una de orégano y 1 gota de tomillo en la parte inferior de los pies, 2 a 4 veces al día.

Inhalación: coloque de 2 a 3 gotas cada una de eucalipto, mirto y copaiba en media taza de agua caliente en el tazón, cubra la cabeza y el tazón con la toalla e inhale de 3 a 6 veces al día. Para mejorar el resultado, mantenga la respiración el mayor tiempo posible durante la inhalación y luego exhale lentamente.

Oral: tome 1 cápsula llena de 3 gotas de aceite portador y 2 gotas de clavo de olor, canela, limón, orégano y romero, de 1 a 3 veces al día.

Brucelosis

Oral: tome una cápsula llena de 3 gotas cada una de canela, limón, menta, mejorana y 1 gota de nuez moscada, de 1 a 3 veces al día.

Tópico: aplica 3 gotas de limón y menta en la columna vertebral según sea necesario para la fiebre. Aplicar de 1 a 2 gotas cada una de albahaca, mejorana y jengibre para dolorear los músculos según sea necesario.

Hematomas/Golpes

Tópico: aplica de 2 a 4 gotas de helichrysum, curtido azul, lavanda y/o incienso al hematoma y al área circundante, varias veces al día (lo mejor es comenzar la aplicación directamente después de un golpe que puede causar un hematoma).

Juanetes

Tópico: aplica de 1 a 2 gotas de limón, verde invernal y pino al juanete, varias veces al día.

Quemaduras

Otro: Enfriar el área en agua fría durante varios minutos. No utilice hielo.

Tópico: aplica de 2 a 3 gotas de lavanda, melaleuca (árbol de té) o manzanilla alemana a la quemadura cada 15 minutos hasta que el dolor disminuya, y luego aplica cada dos horas o según sea necesario hasta que se complete la curación.

Bursitis

Tópico: aplica de 2 a 4 gotas cada una de verde invernal, abeto de bálsamo y ciprés en el área afectada, de 3 a 5 veces al día.

Tendinitis calcífica

Tópico: aplica 2 gotas cada una de ciprés, abeto de bálsamo, eucalipto y verde invernal y 1 gota de pomelo, hierba de limón y limón a y ampliamente alrededor de la zona afectada, de 2 a 3 veces al día.

Oral: para una calcificación difícil, tome una cápsula llena de 8 gotas de limón, 2 gotas cada una de incienso y abeto balsámico, y 1 gota de verde invernal, de 1 a 2 veces al día.

Callos

Tópico: aplica de 1 a 2 gotas de orégano, lavanda o incienso en el área, de 2 a 3 veces al día.

Cáncer (incienso enriquecido y descargo de responsabilidad)

Tanto H.K. Lin, PhD, como Mahmoud Suhail, MD, que tienen una amplia experiencia trabajando con incienso y cáncer, recomiendan el uso de **Boswellia sacra** "enriquecido" para el cáncer. El incienso enriquecido es simplemente botellas de incienso que se han dejado abiertas para permitir que los compuestos químicos más ligeros se evaporen, dejando los compuestos químicos más pesados. La botella se puede evaporar hasta que sólo quede el 20 por ciento del aceite. Según el Dr. Lin, esto hace que **Boswellia sacra** 10 veces más potente. Debido a que el cáncer es una enfermedad devastadora, a menudo es necesaria una acción agresiva para corregirlo. Grandes dosis orales se sugieren con frecuencia y pueden ser difíciles de tomar inmediatamente; por lo tanto, es prudente trabajar hasta la dosis recomendada para permitir que el cuerpo se ajuste.

Usted puede comenzar con 1 cuarto de la dosis, a continuación, trabajar a la mitad, y luego a la dosis completa durante un período de varios días a un par de semanas. Lo mismo se aplica al aceite de naranja cuando se indica. El aceite esencial promedio contiene de 20 a 40 gotas de aceite esencial por 1 ml. Esta figura se puede utilizar como una guía para la dosificación, pero los aceites varían significativamente en función de su gravedad específica, por lo que no es perfecto. En general, 30 gotas por mililitro es un buen promedio.

Descargo de responsabilidad: *El cáncer es una de las enfermedades potencialmente mortales más comunes que nos afecta hasta a la mitad de nosotros durante nuestra* *vida. Nunca debes intentar tratarlo solo. Lo ideal es que trabaje en estrecha colaboración con su médico y determinará el mejor curso de acción que lo llevará a la curación. Esta asociación ofrece la mayor posibilidad de un tratamiento y supervivencia exitosos.*

Cáncer (vejiga)

Oral—Tomar 0.018 a 0.045 ml de incienso enriquecido o incienso por libra de peso corporal (por ejemplo, una persona de 150 libras tomaría 2.7 a 6.75 ml al día) en 3 a 6 dosis divididas durante todo el día con alimentos durante 21 días, luego descansar durante 7 días , y reinicie el régimen si es necesario. Tomar una cápsula con 15 gotas de aceite de naranja, de 3 a 6 veces al día. Tome una cápsula adicional con 10 gotas de aceite de sándalo, 2 veces al día.

Otro: ayuno intermitente (solo consumir agua) durante 24 horas, 2 veces por semana o 48 horas una vez por semana. Alternativamente, algunos practicantes recomiendan ayunar durante más de 30 días bebiendo solo jugos de frutas y verduras. Asegúrate de que no tengan azúcar añadida.

Tópico: aplica de 3 a 5 gotas cada una de sándalo, albahaca y naranja en el área afectada hasta 6 veces al día.

Cáncer (Hueso)

Oral—Tomar 0.018 a 0.045 ml de incienso enriquecido o incienso por libra de peso corporal (por ejemplo, una persona de 150 libras tomaría 2.7 a 6.75 ml al día) en 3 a 6 dosis divididas durante todo el día con alimentos durante 21 días, luego descansar durante 7 días , y reinicie el régimen si es necesario. Tomar una cápsula con 15 gotas de aceite de naranja, de 3 a 6 veces al día. Tome una cápsula adicional con 10 gotas de aceite de clavo de olor, 2 veces al día.

Otro: ayuno intermitente (solo consumir agua) durante 24 horas, 2 veces por semana o 48 horas una vez por semana. Alternativamente, algunos practicantes recomiendan ayunar durante más de 30 días bebiendo solo jugos de frutas y verduras. Asegúrate de que no tengan azúcar añadida.

Tópico: aplica de 3 a 5 gotas cada una de clavo de olor, tsuga e incienso sobre el área de la vejiga hasta 6 veces al día.

Cáncer (cerebro)

Tópico: aplica de 1 a 3 gotas cada una de limón, limón, orégano, manzanilla alemana y tomillo a la base del cráneo y detrás de las orejas, de 3 a 6 veces al día.

Oral—Tomar 0.018 a 0.045 ml de incienso enriquecido o incienso por libra de peso corporal (por ejemplo, una persona de 150 libras tomaría 2.7 a 6.75 ml al día) en 3 a 6 dosis divididas durante todo el día con alimentos durante 21 días, luego descansar durante 7 días , y reinicie el régimen si es necesario. Tomar 0.02 a 0.067 ml (alrededor de 3 a 10 ml para una persona de 150 libras) de naranja por libra de peso corporal en 3 dosis divididas con alimentos diarios durante 21 días, luego descansar durante 7 días, y reiniciar el régimen si es necesario.

Otro: ayuno intermitente (solo consumir agua) durante 24 horas, 2 veces por semana o 48 horas una vez por semana.

Alternativamente, algunos practicantes recomiendan ayunar durante más de 30 días bebiendo solo jugos de frutas y verduras. Asegúrate de que no tengan azúcar añadida.

Cáncer (pecho)

Tópico: frota abundantes cantidades de incienso, sándalo, mirra, abeto azul y mirto en los pechos, varias veces al día.

Oral—Tomar 0.018 a 0.045 ml de incienso enriquecido o incienso por libra de peso corporal (por ejemplo, una persona de 150 libras tomaría 2.7 a 6.75 ml al día) en 3 a 6 dosis divididas durante todo el día con alimentos durante 21 días, luego descansar durante 7 días , y reinicie el régimen si es necesario. Tomar 0.02 a 0.067 ml (alrededor de 3 a 10 ml para una persona de 150 libras) de naranja por libra de peso corporal en 3 dosis divididas con alimentos diarios durante 21 días, luego descansar durante 7 días, y reiniciar el régimen si es necesario.

Otro: ayuno intermitente (solo consumir agua) durante 24 horas, 2 veces por semana o 48 horas una vez por semana. Alternativamente, algunos practicantes recomiendan ayunar durante más de 30 días bebiendo solo jugos de frutas y verduras. Asegúrate de que no tengan azúcar añadida.

Cáncer (Cervical)

Tópico: aplica abundantes cantidades de incienso y tsuga sobre el área púbica, varias veces al día.

Oral—Tomar 0.018 a 0.045 ml de incienso enriquecido o incienso por libra de peso corporal (por ejemplo, una persona de 150 libras tomaría 2.7 a 6.75 ml al día) en 3 a 6 dosis divididas durante todo el día con alimentos durante 21 días, luego descansar durante 7 días, y reinicie el régimen si es necesario. Tomar 0.02 a 0.067 ml (alrededor de 3 a 10 ml para una persona de 150 libras) de naranja por libra de peso corporal en 3 dosis divididas con alimentos diarios durante 21 días, luego descansar durante 7 días, y reiniciar el régimen si es necesario.

Retención: considere la posibilidad de insertar 15 gotas de incienso y 5 gotas de tsuga mezcladas con 1 cucharada de aceite portador en la vagina en un tampón.

Otro: ayuno intermitente (solo consumir agua) durante 24 horas, 2 veces por semana o 48 horas una vez por semana. Alternativamente, algunos practicantes recomiendan ayunar durante más de 30 días bebiendo solo jugos de frutas y verduras. Asegúrate de que no tengan azúcar añadida.

Cáncer (Colon)

Tópico: aplique abundantes cantidades de incienso y sándalo sobre la parte inferior del abdomen, varias veces al día.

Oral—Tomar 0.018 a 0.045 ml de incienso enriquecido o incienso por libra de peso corporal (por ejemplo, una persona de 150 libras tomaría 2.7 a 6.75 ml al día) en 3 a 6 dosis divididas durante todo el día con alimentos durante 21 días, luego descansar durante 7 días, y reinicie el régimen si es necesario. Tomar 0.02 a 0.067 ml (alrededor de 3 a 10 ml para una persona de 150 libras) de naranja por libra de peso corporal en 3 dosis divididas con alimentos diarios durante 21 días, luego descansar durante 7 días, y reiniciar el régimen si es necesario.

Retención: considere la posibilidad de insertar 10 gotas cada una de incienso y sándalo mezclados con 30 a 50 gotas de aceite portador en el recto y retener.

Otro: ayuno intermitente (solo consumiendo agua) durante 24 horas, 2 veces por semana o 48 horas una vez por semana; alternativamente, algunos profesionales recomiendan ayunar durante más de 30 días bebiendo sólo jugos de frutas y verduras. Asegúrate de que no tengan azúcar añadida.

Cáncer (Gástrico, Estómago)

Tópico: aplique abundantes cantidades de incienso y sándalo sobre la parte inferior del abdomen, varias veces al día.

Oral: tome 1 cápsula llena de 5 a 10 gotas de cada aceite listado (incienso, clavo de olor, romero, jengibre y 2 gotas de nuez moscada) 3 veces al día durante 21 días, luego descanse durante 7 días y reinicie el régimen si es necesario. Tomar 1 cápsula con 5 gotas cada una de hierba de limón, albahaca y canela, una vez al día. Tomar 0,02 a 0,067 ml (alrededor de 3 a 10 ml para una persona de 150 libras) de naranja por libra de peso corporal en 3 dosis divididas con alimentos diarios. Si se produce irritación estomacal, aplique los aceites por vía tópica sobre el estómago en su lugar.

Otro: ayuno intermitente (solo consumir agua) durante 24 horas, 2 veces por semana o 48 horas una vez por semana.

Alternativamente, algunos practicantes recomiendan ayunar durante más de 30 días bebiendo solo jugos de frutas y verduras. Asegúrate de que no tengan azúcar añadida.

Cáncer (pulmón)

Tópico: aplica abundantes cantidades de incienso, mirra y naranja en la parte delantera y trasera de las costillas varias veces al día.

Oral—Tomar 0.018 a 0.045 ml de incienso enriquecido o incienso por libra de peso corporal (por ejemplo, una persona de 150 libras tomaría 2.7 a 6.75 ml al día) en 3 a 6 dosis divididas durante todo el día con alimentos durante 21 días, luego descansar durante 7 días , y reinicie el régimen si es necesario. Tomar 0.02 a 0.067 ml (alrededor de 3 a 10 ml para una persona de 150 libras) de naranja por libra de peso corporal en 3 dosis divididas con alimentos diarios durante 21 días, luego descansar durante 7 días, y reiniciar el régimen si es necesario.

Inhalación: coloque 15 gotas cada una de mirto y eucalipto en 3 pulgadas de agua caliente que no esté demasiado caliente para tocar con la mano y cubra la cabeza con una toalla para inhalar cada 2 horas.

Otro: ayuno intermitente (solo consumir agua) durante 24 horas, 2 veces por semana o 48 horas una vez por semana. Alternativamente, algunos practicantes recomiendan ayunar durante más de 30 días bebiendo solo jugos de frutas y verduras. Asegúrate de que no tengan azúcar añadida.

Cáncer (Oral)

Oral: a primera hora de la mañana y con el estómago vacío, agregue 2 gotas de clavo de olor, orégano, tomillo e incienso a 1 cucharada de aceite de coco; Sostenga esta mezcla en la boca y agitar regularmente durante 10 a 15 minutos, o hasta que el aceite se espese, y luego escupa(**NO SWALLOW** ya que este procedimiento puede extraer toxinas de la cavidad oral). Repita este procedimiento hasta 3 veces al día con el estómago vacío. Tomar 0.018 a 0.045 ml de incienso o incienso enriquecido por libra de peso corporal (por ejemplo, una persona de 150 libras tomaría 2.7 a 6.75 ml al día) en 3 a 6 dosis divididas a lo largo del día con alimentos durante 21 días, luego descansar durante 7 días y reiniciar el régimen si es necesario; tomar 0.02 a 0.067 ml (alrededor de 3 a 10 ml para una persona de 150 libras) de naranja por libra de peso corporal en 3 dosis divididas con alimentos diarios durante 21 días, luego descansar durante 7 días, y reiniciar el régimen si es necesario.

Otro: ayuno intermitente (solo consumiendo agua) durante 24 horas, 2 veces por semana o 48 horas una vez por semana; alternativamente, algunos profesionales recomiendan ayunar durante más de 30 días bebiendo sólo jugos de frutas y verduras. Asegúrate de que no tengan azúcar añadida.

Cáncer (ovario)

Tópico: diluye y aplica de 2 a 4 gotas cada una de tomillo, sándalo, incienso, geranio y ciprés en la zona inferior de la región abdominal, de 3 a 5 veces al día.

Oral—Tomar 0.018 a 0.045 ml de incienso enriquecido o incienso por libra de peso corporal (por ejemplo, una persona de 150 libras tomaría 2.7 a 6.75 ml al día) en 3 a 6 dosis divididas durante todo el día con alimentos durante 21 días, luego descansar durante 7 días , y reinicie el régimen si es necesario. Tomar 0.02 a 0.067 ml (alrededor de 3 a 10 ml para una persona de 150 libras) de naranja por libra de peso corporal en 3 dosis divididas con alimentos diarios durante 21 días, luego descansar durante 7 días, y reiniciar el régimen si es necesario.

Otro: ayuno intermitente (solo consumir agua) durante 24 horas, 2 veces por semana o 48 horas una vez por semana. Alternativamente, algunos practicantes recomiendan ayunar durante más de 30 días bebiendo solo jugos de frutas y verduras. Asegúrate de que no tengan azúcar añadida.

Cáncer (pancreático)

Tópico: aplique abundantes cantidades de incienso, mirra y naranja en la parte media del lado izquierdo de la espalda varias veces al día.

Oral—Tomar 0.018 a 0.045 ml de incienso enriquecido o incienso por libra de peso corporal (por ejemplo, una persona de 150 libras tomaría 2.7 a 6.75 ml al día) en 3 a 6 dosis divididas durante todo el día con alimentos durante 21 días, luego descansar durante 7 días , y reinicie el régimen si es necesario. Tomar 0.02 a 0.067 ml (alrededor de 3 a 10 ml para una persona de 150 libras) de naranja por libra de peso corporal en 3 dosis divididas con alimentos diarios durante 21 días, luego descansar durante 7 días, y reiniciar el régimen si es necesario.

Otro: ayuno intermitente (solo consumir agua) durante 24 horas, 2 veces por semana o 48 horas una vez por semana. Alternativamente, algunos practicantes recomiendan ayunar durante más de 30 días bebiendo solo jugos de frutas y verduras. Asegúrate de que no tengan azúcar añadida.

Cáncer (prostático)

Tópico: aplique abundantes cantidades de incienso, sándalo y mirra sobre la parte inferior del abdomen varias veces al día.

Oral—Tomar 0.018 a 0.045 ml de incienso enriquecido o incienso por libra de peso corporal (por ejemplo, una persona de 150 libras tomaría 2.7 a 6.75 ml al día) en 3 a 6 dosis divididas durante todo el día con alimentos durante 21 días, luego descansar durante 7 días , y reinicie el régimen si es necesario. Tomar .067 ml (alrededor de 10 ml para una persona de 150 libras) de naranja por libra de peso corporal en 3 dosis divididas con alimentos diarios durante 21 días, luego descansar durante 7 días, y reiniciar el régimen si es necesario.

Retención: considere la posibilidad de insertar 10 gotas cada una de incienso y sándalo mezclados con 1 cucharada de aceite portador en el recto y retener.

Otro: ayuno intermitente (solo consumir agua) durante 24 horas, 2 veces por semana o 48 horas una vez por semana. Alternativamente, algunos practicantes recomiendan ayunar durante más de 30 días bebiendo solo jugos de frutas y verduras. Asegúrate de que no tengan azúcar añadida.

Cáncer (piel)

Tópico: aplique abundantes cantidades de incienso, melaleuca (árbol de té) y 1 de los siguientes: abeto balsámico o sándalo a la zona afectada varias veces al día

Oral—Tomar 0.018 a 0.045 ml de incienso enriquecido o incienso por libra de peso corporal (por ejemplo, una persona de 150 libras tomaría 2.7 a 6.75 ml al día) en 3 a 6 dosis divididas durante todo el día con alimentos durante 21 días, luego descansar durante 7 días , y reinicie el régimen si es necesario. Tomar .067 ml (alrededor de 10 ml para una persona de 150 libras) de naranja por libra de peso corporal en 3 dosis divididas con alimentos diarios durante 21 días, luego descansar durante 7 días, y reiniciar el régimen si es necesario.

Otro: ayuno intermitente (solo consumir agua) durante 24 horas, 2 veces por semana o 48 horas una vez por semana. Alternativamente, algunos practicantes recomiendan ayunar durante más de 30 días bebiendo solo jugos de frutas y verduras. Asegúrate de que no tengan azúcar añadida.

Cáncer (Testicular)

Tópico: mezcle 10 gotas cada una de incienso y abeto azul en 2 cucharaditas de aceite portador y aplíquelas a los testículos, 2 veces al día.

Oral—Tomar 0.018 a 0.045 ml de incienso enriquecido o incienso por libra de peso corporal (por ejemplo, una persona de 150 libras tomaría 2.7 a 6.75 ml al día) en 3 a 6 dosis divididas durante todo el día con alimentos durante 21 días, luego descansar durante 7 días , y reinicie el régimen si es necesario. Tomar 0.02 a 0.067 ml (alrededor de 3 a 10 ml para una persona de 150 libras) de naranja por libra de peso corporal en 3 dosis divididas con alimentos diarios durante 21 días, luego descansar durante 7 días, y reiniciar el régimen si es necesario.

Otro: ayuno intermitente (solo consumir agua) durante 24 horas, 2 veces por semana o 48 horas una vez por semana. Alternativamente, algunos practicantes recomiendan ayunar durante más de 30 días bebiendo solo jugos de frutas y verduras. Asegúrate de que no tengan azúcar añadida.

Cáncer (tiroides)

Tópico: aplica 1 gota de incienso, abeto balsámico, mirto, manzanilla alemana y nuez moscada en el cuello sobre la tiroides, de 3 a 6 veces al día.

Oral—Tomar 0.018 a 0.045 ml de incienso enriquecido o incienso por libra de peso corporal (por ejemplo, una persona de 150 libras tomaría 2.7 a 6.75 ml al día) en 3 a 6 dosis divididas durante todo el día con alimentos durante 21 días, luego descansar durante 7 días, y reinicie el régimen si es necesario. Tomar 0.02 a 0.067 ml (alrededor de 3 a 10 ml para una persona de 150 libras) de naranja por libra de peso corporal en 3 dosis divididas con alimentos diarios durante 21 días, luego descansar durante 7 días, y reiniciar el régimen si es necesario.

Otro: ayuno intermitente (solo consumir agua) durante 24 horas, 2 veces por semana o 48 horas una vez por semana. Alternativamente, algunos practicantes recomiendan ayunar durante más de 30 días bebiendo solo jugos de frutas y verduras. Asegúrate de que no tengan azúcar añadida.

Cáncer (uterino)

Tópico: diluye y aplica de 2 a 4 gotas cada una de tomillo, sándalo, incienso, geranio y ciprés en la zona inferior de la región abdominal, de 3 a 5 veces al día.

Oral—Tomar 0.018 a 0.045 ml de incienso enriquecido o incienso por libra de peso corporal (por ejemplo, una persona de 150 libras tomaría 2.7 a 6.75 ml al día) en 3 a 6 dosis divididas durante todo el día con alimentos durante 21 días, luego descansar durante 7 días , y reinicie el régimen si es necesario. Tomar 0.02 a 0.067 ml (alrededor de 3 a 10 ml para una persona de 150 libras) de naranja por libra de peso corporal en 3 dosis divididas con alimentos diarios durante 21 días, luego descansar durante 7 días, y reiniciar el régimen si es necesario.

Otro: ayuno intermitente (solo consumir agua) durante 24 horas, 2 veces por semana o 48 horas una vez por semana. Alternativamente, algunos practicantes recomiendan ayunar durante más de 30 días bebiendo solo jugos de frutas y verduras. Asegúrate de que no tengan azúcar añadida.

Cáncer (Vaginal, Vulvar)

Tópico: diluye y aplica de 2 a 4 gotas cada una de sándalo, incienso, geranio y ciprés a la zona de la vulva y los labios, de 3 a 5 veces al día. Aplicar de 8 a 10 gotas de aceite de naranja en la parte inferior de los pies, de 2 a 3 veces al día. Aplica más geranio y helichrysum a medida que el área comienza a sanar para evitar cicatrices.

Oral—Tomar 0.018 a 0.045 ml de incienso enriquecido o incienso por libra de peso corporal (por ejemplo, una persona de 150 libras tomaría 2.7 a 6.75 ml al día) en 3 a 6 dosis divididas durante todo el día con alimentos durante 21 días.

Otro: ayuno intermitente (solo consumir agua) durante 24 horas, 2 veces por semana o 48 horas una vez por semana. Alternativamente, algunos practicantes recomiendan ayunar durante más de 30 días bebiendo solo jugos de frutas y verduras. Asegúrate de que no tengan azúcar añadida.

Candida

Tópico: aplica de 1 a 3 gotas cada una de hierba de limón, clavo de olor, eucalipto, lavanda y melaleuca (árbol de té) en la parte inferior de los pies, 2 veces al día.

Oral: tome 3 gotas de orégano, hierba de limón, lavanda y limón en una cápsula, 3 veces al día.

Aftas

Tópico: aplica 1 gota de 1 o más de clavo de olor, limón, melaleuca (árbol de té) y/o menta directamente al adole del canker varias veces al día. La rotación de los aceites que se utilizan aumentará la eficacia.

Síndrome del Túnel Carpiano

Tópico: aplique una combinación de hierba de limón, mejorana, menta, ciprés y verde invernal en la zona afectada, varias veces al día.

Oral: para mayor apoyo, tome una cápsula llena de 4 gotas cada una de incienso, copaiba, abeto de bálsamo y hierba de limón, de 2 a 3 veces al día.

Cataratas

Tópico: aplique hierba de limón, incienso y lavanda mezclados con un poco de aceite portador ampliamente alrededor de la órbita del ojo por la noche antes de acostarse.

Oral: tome 1 cápsula llena con 5 gotas cada una de incienso, lavanda y hierba de limón, 2 veces al día.

Cavidades

Consulte a su dentista para reparar la cavidad.

Tópico: aplique el clavo de olor y el aceite de canela en los dientes (puede requerir dilución), 3 veces al día.

Enfermedad celíaca

Oral: tome una cápsula llena de 4 gotas de limón y jengibre, y 1 gota de canela, pomelo, hinojo y menta, 3 veces al día, preferiblemente antes de cada comida.

Celulitis

Tópico: aplica 1 gota cada una de helichrysum, lavanda, melaleuca (árbol de té), eucalipto y tomillo a la zona afectada, de 2 a 3 veces al día.

Piel agrietada

Tópico: aplica de 2 a 3 gotas de lavanda y/o mirra y manzanilla alemana en el área afectada tantas veces como sea necesario.

Pie de Charcot (Artropatía Neuropática)

Tópico: aplica de 8 a 10 gotas de aceite de naranja en la parte inferior de los pies, 2 veces al día. Masajear 4 gotas cada una de abeto azul, ciprés, abeto balsámico, y vetiver a la parte superior de los pies, 2 a 4 veces al día. Para las heridas, aplicar de 1 a 2 gotas cada una de incienso, copaiba, madera de cedro y lavanda a la herida, varias veces al día.

Angioma de cereza

Tópico: aplica unas gotas de una mezcla que contenga porciones iguales de incienso, cistus, hierba de limón, manzanilla alemana, lavanda y naranja en 4 cucharaditas de aceite portador a la zona afectada, varias veces al día.

Oral —Tome una cápsula llena con 5 gotas cada una de incienso, hierba de limón y naranja, de 2 a 3 veces al día.

Varicela

Tópico: mezcle 5 gotas cada una de melaleuca (árbol de té), lavanda, hierba de limón y manzanilla alemana con aceite portador de partes iguales y aplíquelas a las manchas, 3 veces al día.

Oral: tome una cápsula con 3 gotas de limoncillo, orégano y limón, de 2 a 3 veces al día.

Sabañones

Tópico: aplica 1 gota de manzanilla alemana, lavanda y ciprés a la zona afectada, de 1 a 3 veces al día. Alternativamente, agregue 1 gota de cada uno a cada aplicación de loción.

Cólera

Oral: tome una cápsula llena de 3 gotas de orégano y canela, y 1 gota cada una de eucalipto, melaleuca (árbol de té) y tomillo hasta 4 veces al día.

Otro: beba mucha agua con electrolitos para reponer lo que se ha perdido a través de la diarrea.

Fatiga crónica

Tópico: aplique incienso, sándalo y madera de cedro a la base del cráneo, el tallo cerebral y la cabeza, de 2 a 4 veces al día.

Inhalación: coloque 2 gotas de menta en 1 palma, frote junto con otra palma y una taza sobre la nariz y la boca para inhalar tantas veces como sea necesario.

Oral: tome una cápsula llena de 3 gotas de hierba de limón, mirra y manzanilla alemana, 2 veces al día.

Enfermedad Pulmonar Obstructiva Crónica (Copd)

Tópico: aplica de 3 a 5 gotas de eucalipto, mirto, madera de cedro, menta y/o copaiba en el pecho según sea necesario. Aplicar de 3 a 5 gotas cada una de orégano y 1 gota de tomillo en la parte inferior de los pies, 2 a 4 veces al día.

Inhalación: coloque de 1 a 2 gotas de eucalipto, romero, mirto y menta en 3 pulgadas de agua caliente que no esté demasiado caliente para tocar con la mano, y cubra la cabeza con toalla para inhalar, 1 o 2 veces al día.

Oral: tome 1 cápsula llena de 2 gotas de pino, naranja, limón, eucalipto y jengibre hasta 3 veces al día.

Circulación, Pobre

Tópico: aplique de 1 a 2 gotas cada una de ciprés, helichrysum y madera de cedro en el área de mala circulación, de 3 a 5 veces al día.

Oral: tome una cápsula llena de 3 gotas de hierba de limón, ciprés, clavo de olor y canela, por la mañana y por la noche.

Diabetes

Tópico: aplica de 1 a 3 gotas cada una de canela, hierba de limón, hinojo y copaiba en la parte inferior de los pies, particularmente el punto del páncreas VitaFlex en el borde exterior del pie izquierdo alrededor de la mitad del camino hacia abajo, de 2 a 4 veces al día.

Oral: tome 1 cápsula con 2 gotas de canela, hinojo, hierba de limón y pomelo, por la mañana y por la noche.

Diarrea

Oral: tome una cápsula con 3 gotas de menta e hinojo, de 1 a 3 veces al día o hasta que se alivie la diarrea.

Tópico: aplica de 1 a 3 gotas de menta e infinidad sobre el abdomen cada hora o hasta que se alivia la diarrea.

Otro: beba mucha agua para reponer los líquidos perdidos.

Acidosis Tubular Renal Distal

Oral: tome una cápsula llena de 7 gotas de limón y 3 gotas de enebro, de 2 a 3 veces al día.

Tópico: aplica de 2 a 3 gotas de pino sobre el área renal en la espalda, 3 veces al día.

Diverticulitis

Oral: tome 1 cápsula llena de 2 gotas de orégano, menta, nuez moscada, ciprés, hinojo y mejorana, de 2 a 3 veces al día.

Tópico: aplique orégano, menta, nuez moscada, ciprés, hinojo y mejorana sobre el abdomen, de 2 a 3 veces al día.

Mareos

Inhalación: coloque 1 gota de menta y ciprés en 1 palma, frote junto con otra palma y fírtelas sobre la boca y la nariz para inhalar tantas veces como sea necesario.

Tópico: aplique menta, incienso o ciprés en las sienes, la parte posterior del cuello y los hombros.

Deficiencia de dopamina

Tópico: aplica de 1 a 2 gotas de geranio, eucalipto y salvia esclarea detrás y debajo de las orejas, de 1 a 3 veces al día.

Inhalación: coloque 1 gota de geranio, limón y salvia en un tejido e inhale según sea necesario. Refresque el tejido hasta 3 veces al día.

Piel seca

Tópico: aplique lavanda, mirra o manzanilla alemana en el área afectada tantas veces como sea necesario.

Contractura de Dupuytren

Tópico: masajee 1 gota cada una de cistus, albahaca, mejorana, vetiver e incienso a la zona afectada varias veces al día.

Disestesia (Cutaneous)

Tópico: aplica 1 gota de vetiver, abeto azul, menta, enebro, manzanilla alemana y helichrysum en el área, de 2 a 4 veces al día.

Oral: tome una cápsula con 5 gotas de helichrysum y 2 gotas de vetiver, copaiba y lavanda, de 1 a 3 veces al día.

Disentería

Busca atención médica si los síntomas son graves o duran más de unos pocos días.

Oral: tome 1 cápsula con 4 gotas de menta, limón y orégano, de 2 a 3 veces al día.

Tópico: aplica de 1 a 3 gotas de menta, verde invernal, finojo u orégano al abdomen, de 2 a 3 veces al día.

Infección del oído

Tópico: aplica de 1 a 2 gotas cada una de lavanda y melaleuca (árbol de té) alrededor de la oreja y en la parte carnosa de la oreja cada 30 minutos hasta que el dolor disminuya, y luego aplicar cada 2 horas. Aplicar de 1 a 2 gotas cada una de orégano, canela, clavo de olor, romero y limón en la parte inferior de los pies cada 30 minutos hasta que el dolor disminuya, y luego cada 2 a 4 horas durante las próximas 24 horas.

Otro: aplique 1 gota de melaleuca (árbol de té) a una bola de algodón y colóquela dentro de la oreja, refrenda cada 30 minutos hasta que disminuya el dolor y luego refresque cada 2 horas; dejar una bola de algodón fresco durante la noche.

Oídos a miotes

Tópico: aplica de 2 a 3 gotas cada una de eucalipto y melaleuca (árbol de té) alrededor de la oreja y en la parte carnosa de la oreja, de 3 a 5 veces al día.

Otro: aplique 1 gota de melaleuca (árbol de té) y eucalipto a una bola de algodón y colóquela dentro de la oreja, y luego refresque cada hora; dejar una bola de algodón fresco durante la noche.

Oídos

Tópico: aplica de 1 a 2 gotas cada una de menta y lavanda alrededor de la oreja y en la parte carnosa de la oreja cada

30 minutos hasta que el dolor disminuya, y luego aplicar cada 2 horas. Aplicar de 1 a 2 gotas cada una de orégano, canela, clavo de olor, romero o melaleuca (árbol de té), y limón en la parte inferior de los pies cada 30 minutos hasta que el dolor disminuya, y luego cada 2 a 4 horas durante las próximas 24 horas.

Otro: aplique 1 gota de melaleuca (árbol de té) a una bola de algodón y colóquela dentro de la oreja, refrenda cada 30 minutos hasta que disminuya el dolor y luego refresque cada 2 horas; dejar una bola de algodón fresco durante la noche.

Conclusión

Los aceites esenciales tienen una gran cantidad de beneficios y sin duda pueden ayudarle si usted está buscando para cuidar de algunos problemas físicos.

Pueden ayudar con problemas corporales, problemas con la belleza, y si usted está enfermo, este puede ser el artículo de ir a para ayudarle. Hemos detectado un problema desconocido.

Para muchas personas, tener aceites esenciales puede ayudar a cambiar tu vida. Si te preocupa lo que tu cuerpo podría hacer con los aceites esenciales, asegúrate siempre de esparcirlo. Es mejor que no los ingieres a menos que sepas por un hecho que es seguro hacerlo. Pero, si quieres entrar en el uso de estos se puede probar nuevos medios con el fin de realizar varias tareas con ellos. Hay tantos usos, probablemente cientos de ellos, y pueden ser una gran manera de participar en la medicina preventiva. También puede usarlos alrededor de su hogar, y obtendrá su lugar oliendo bastante excelente también.

www.ingramcontent.com/pod-product-compliance
Lightning Source LLC
Chambersburg PA
CBHW052011070526
44584CB00016B/1709